반드시 알아야 할 노인건강 생활 6
고지혈증 환자를 위한
식이요법과 자가 전신마사지

반드시 알아야 할 노인건강 생활 6
고지혈증 환자를 위한 식이요법과 자가 전신마사지

초판발행 2017년 2월 20일

지 은 이 육조영·전지원
펴 낸 이 최종숙
펴 낸 곳 글누림출판사

편집기획 이태곤
디 자 인 안혜진
편　　집 권분옥 홍혜정 박윤정 고나희 최기윤 홍성권 이승혜
마 케 팅 박태훈 안현진

주　　소 서울시 서초구 동광로 46길 6-6 문창빌딩 2층(06589)
전　　화 02-3409-2055(대표), 2058(영업), 2060(편집)
팩　　스 02-3409-2059
전자메일 nurim3888@hanmail.net
홈페이지 www.geulnurim.co.kr
등록번호 제303-2005-000038호(2005. 10. 5)

정가는 뒤표지에 있습니다.
ISBN 978-89-6327-368-6 14510
　　　 978-89-6327-296-2 (세트)

출력·인쇄 성환 C&P

＊이 책의 판권은 저작권자와 글누림출판사에 있습니다. 서면 동의 없는 무단 전재 및 복제를 금합니다.
＊잘못된 책은 바꿔드립니다.
＊이 도서의 국립중앙도서관 출판예정도서목록(CIP)은 서지정보유통지원시스템 홈페이지(http://seoji.nl.go.kr)와 국가자료공동목록시스템
　(http://www.nl.go.kr/kolisnet)에서 이용하실 수 있습니다.(CIP제어번호: CIP2017004209)

ⓒ 글누림출판사, 2017. Printed in Seoul, Korea

＊이 저서는 2016학년도 한국체육대학교 연구영역 지원금으로 조성되었음.

반드시 알아야 할 노인건강 생활 ❻

고지혈증 환자를 위한
식이요법과 자가 전신마사지

육조영 전지원

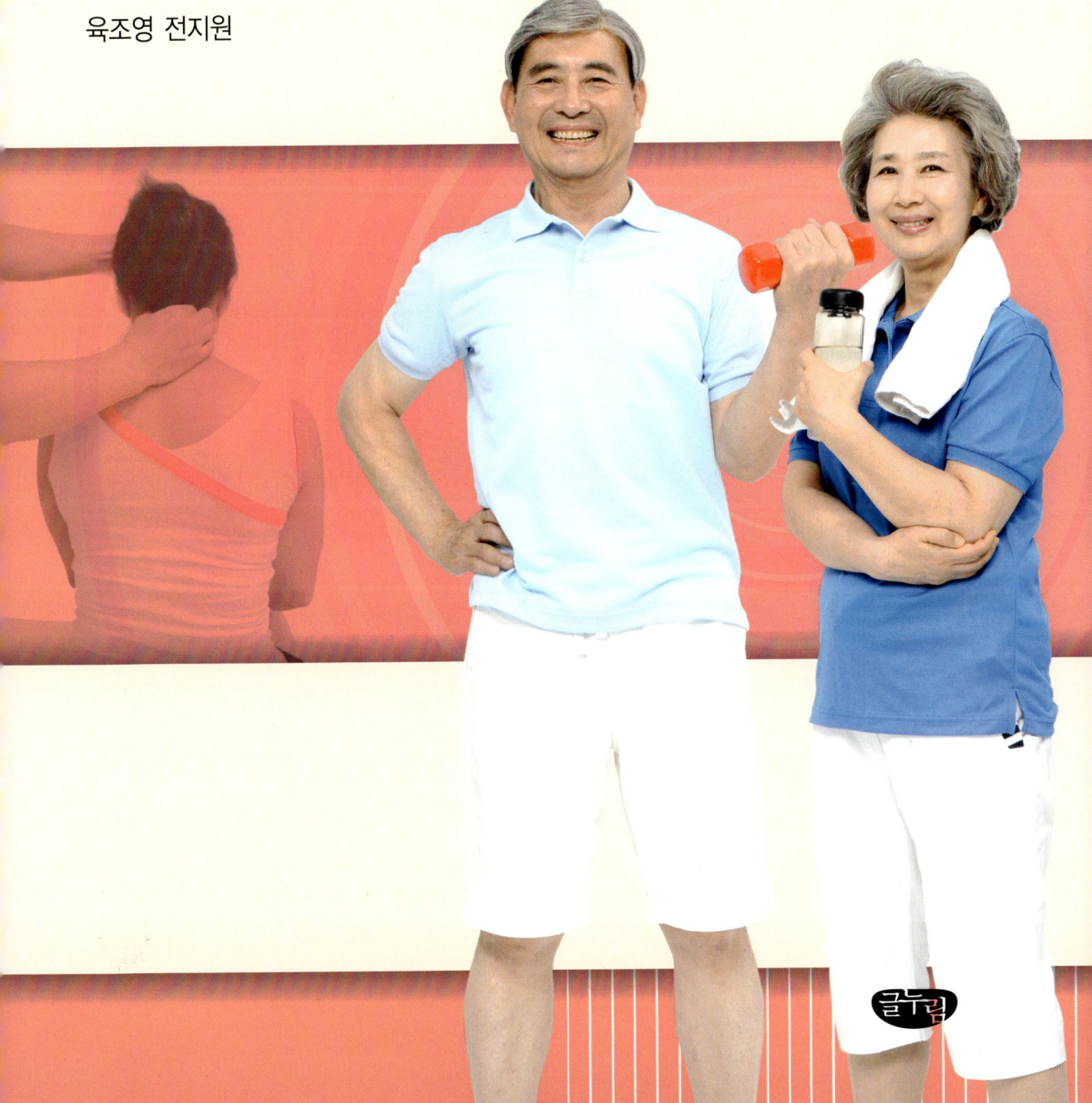

머리말

고지혈증 환자를 위한 식이요법과 자가 전신마사지

　현대인들은 더 이상 오랜 경험과 지혜에서 만들어진 전통 식단을 선호하지 않는다. 바쁜 생활 속에 불규칙하고 육식 위주의 고열량 식사습관으로 성년의 시기를 보내고 나면 반갑지 않은 질병들이 속속 찾아든다. 이른바 순환기 계통 질환이다.

　노년은 식습관이라는 관점에서 보면 건강을 유지하는 신체활동이 분기점을 맞으면서 많은 질병들이 찾아드는 시기이다. 노인성 질환 중 대표적인 사례로는 고지혈증을 꼽을 수 있다. 이 질환은 신체활동이 줄어들고 기름진 음식과 고열량 위주의 식단을 선호하는 식습관의 지속성에서 생겨난 혈액순환 계통 질환이다. 그러나 고지혈증의 원인은 단순히 식습관으로 한정된 것이라고 말하기는 곤란하다. 육식을 선호하는 이들이라고 해서 모두가 고지혈증에 걸리는 것은 아니기 때문이다.

　지방은 음식 조리과정에서나 섭취과정에서 음식의 맛을 결정하는 중요한 요소이다. 그러나 지방의 분해능력이 차츰 떨어지기 시작하는 중년 이후에도 무분별하게 지방 섭취를 하게 되면 찾아오는 반갑지 않은 손님이 바로 고지혈증이다. 그런 측면에서 고지혈증은 영양학적으로 보면 육식성 지방 섭취를 조절하는 한편, 다양한 식물성 지방을 조화롭게 섭취하는 식습관의 변화에서 해결책을 찾아야 한다.

　이상과 같은 문제의식에서 출발한 이 책은 노년의 고지혈증 환자가 자발적으로 어떤 식습관 변화를 통해 노인성 질환에서 탈출할 수 있는 자가요법을 전파하려는 데 목적을 두고 있다.

　이 책의 구성은 크게 두 부분으로 나뉜다. 1장에서는 '전문가들의 소견을 반영하여 고지혈증 환자가 어떤 원칙에서 식단을 짜야 할 것인가'라는 원칙에 대해 알아보고 유익한 식단 마련을 위한 다양한 식재료를 알아본다. 또한 2장에서는 전문가들이 절대 금하는 식품을 알아보고 그것이 왜 고지혈증에 좋지 않은지를 소개함으로써 자기 스스로 금지하는 식단을 만드는 데 보탬이 될 것이다. 3장에서는 생소하지만 중의학에서 고지혈증 환자들이 상용할 만한 약재를 소개하여 이

들 약재와 자신의 증상을 잘 연계시켜 차나 다양한 방식으로 상복할 수 있는 기본을 마련하도록 했다. 4장에서는 고지혈증 환자에게 필요한 영양소를 소개한다. 이들 필수 영양소는 영양학적으로 증상 개선에 도움이 되고 삶의 활력을 되찾도록 해줄 것이다.

1장에서 4장까지는 고지혈증 환자에게 필요한 식재료와 금기 식품, 상용 약재, 필수영양소 등과 같은 정보 소개의 차원이라면, 5장과 6장은 적용의 단계에 해당한다. 5장에서는 전문가가 추천하는 '고지혈증 환자를 위한 가정식 요리'를 소개함으로써 환자식이라는 소극적인 방편을 벗어나 적극적으로 다양한 식재료로 만든 음식을 섭취할 수 있도록 했다.

마지막으로 6장에서는 고지혈증환자에게 필요한 신체활동을 도울 수 있게 스스로 할 수 있는 전신마사지를 소개한다. 전신에 걸친 자가 마사지는 순환기 계통질환이 신체의 각종 기관이 활성화되지 못한 까닭이기도 하다. 마사지는 신체의 주요 부위를 자극함으로써 신체기관의 활동을 돕고 면역성을 높여주는 효과를 발휘한다.

이 책에서 소개하는 고지혈증 환자를 위한 식이요법 내용과 자가 전신마사지는 단순히 노인성질환 해당자에게만이 아니라 순환계통의 여러 질환에도 효과적이라는 점을 인식하고 해당 분야에서 더욱 적극적으로 활용되었으면 하는 게 저자들의 바람이다.

출판 상황이 나날이 어려워지는 현실에도 불구하고, 선한 인연에 힘입어 준비한 책 한권을 세상에 내보낸다. 글누림출판사의 최종숙 사장님과 이태곤 이사, 편집진 여러분의 귀한 손길로 매만져진 소담스러운 이 책이, 부디 노인건강 분야에서 쓰임 있는 안내서, 노인성질환자들에게 좋은 참고서가 되었으면 하는 바람이다.

2017. 2. 새학기 바로 전
공저자를 대표하여 육조영 삼가 씀.

반드시 알아야 할 노인건강 생활

머리말 | 04

인체의 경혈 | 11

마사지의 인체 효과 | 26

Section 1   전문가가 권하는 식재료

01 고지혈증 환자의 식단 구성원칙 • 38
02 잡곡류 : 귀리 · 율무쌀 · 현미 • 39
03 콩과 콩 제품 • 40
04 옥수수 • 41
05 적두 · 녹두 • 42
06 검은 목이버섯 · 흰 목이버섯 • 43
07 해조류 • 44
08 호박 · 당근 · 토마토 • 45
09 감 • 46
10 키위 • 48
11 요거트 • 49
12 피망 · 시금치 · 브로콜리 · 셀러리 · 부추 • 50
13 사과 · 귤 · 포도 · 자몽 • 51
14 버섯류 • 52
15 견과류 : 호두 · 잣 · 땅콩 · 캐슈넛 · 깨 • 53
16 여주 · 오이 · 동과 • 54
17 뿌리 식품류 : 고구마 · 감자 · 마 · 연뿌리 · 우엉 • 55
18 심해어류 : 참치 · 고등어 · 연어 · 꽁치 • 56
19 뿌리채소류 : 마늘 · 양파 • 57
20 차 • 58
21 레드 와인 • 59
22 강낭콩 • 60

목차

Section 2 전문가가 말하는 금기 식품

01 고지혈 환자의 금기 식품 • 64
02 탄산음료 • 65
03 납육(蠟肉:절여 말린 돼지고기) • 66
04 고구마고지 • 67
05 송화단 • 68
06 돼지간 • 69
07 돼지기름 • 71
08 아이스크림 • 72

Section 3 전문가가 추천하는 상용 중약

중약의 지방 감소작용 • 76

01 은행잎 • 77
02 여정자 • 78
03 황정 • 79
04 교골남(絞骨藍) • 80
05 옥죽 • 81
06 단삼 • 82
07 홍화 • 84
08 포황 • 85
09 강황 • 86
10 천궁(川芎) • 87
11 호장 • 88
12 인진 • 89
13 택사 • 90
14 사원자 • 91
15 시호 • 93
16 하수오 • 94
17 결명자 • 95
18 황음 • 96
19 영지 • 97
20 달맞이꽃 • 98
21 연잎 • 99

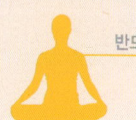
반드시 알아야 할 노인건강 생활

Section 4 혈액 지질을 감소시키는 스무 가지 영양소

혈액 지질을 낮추는 스무 가지 영양소 • 104

01 식이섬유 • 105
02 비타민B2 • 106
03 비타민C • 107
04 비타민E • 108
05 니코틴산 • 109
06 β-카로틴 • 110
07 엽산 • 111
08 식물스테롤 • 112
09 보조효소Q10 • 113
10 공액리놀레산 • 114
11 ω-3지방산 • 115
12 칼륨·칼슘·마그네슘 • 116
13 아연·동 • 118
14 망간 • 119
15 크롬 • 120
16 셀렌 • 121
17 바나듐 • 122

목차

Section 5 고지혈증 환자를 위한 전문가 추천 가정 요리

지방의 과다섭취를 피하는 요령 • 126

01 태국식 모과 닭발 무침 • 127
02 산사죽 • 127
03 레몬 오이 • 128
04 우유향 귀리죽 • 129
05 우엉 두부피사(豆皮絲) 탕 • 130
06 콩 가지 볶음 • 130
07 생버섯 동과찜 • 131
08 다시마삼사(海帶三絲) • 132
09 표고버섯 메밀면 • 132
10 녹두호박수프 • 133
11 해물여주찜 • 133
12 8미잡곡죽 • 134
13 구약나물채무침 • 135
14 생선살 수프 • 135
15 호박죽 • 136
16 옥수수가루죽 • 137
17 대구 고구마 양파 탕 • 137
18 산사고(山楂糕) 사과 • 138

Section 6 고지혈증 환자를 위한 자가 전신마사지

머리부터 발끝까지 마사지 자가치료 • 142

01 마사지 자가치료 • 143
02 마사지 자가치료 • 146
03 발마사지 자가치료 • 148
04 두면부 마사지 자가치료 • 151
05 귀마사지 자가치료 • 152

참고문헌 • 154

인체의 경혈(1)

양자혈
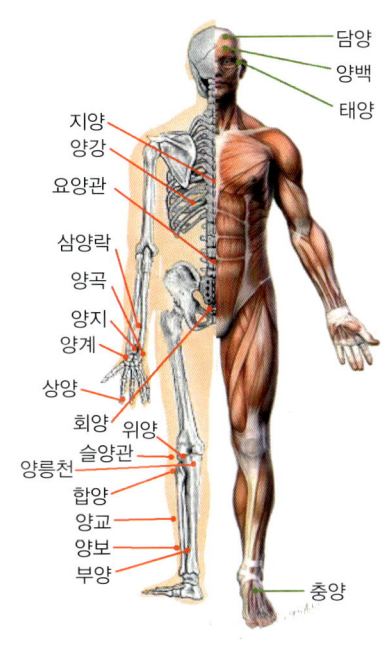

천자혈
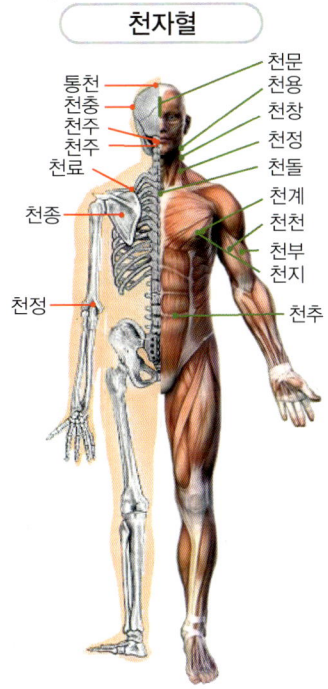

일월성구혈
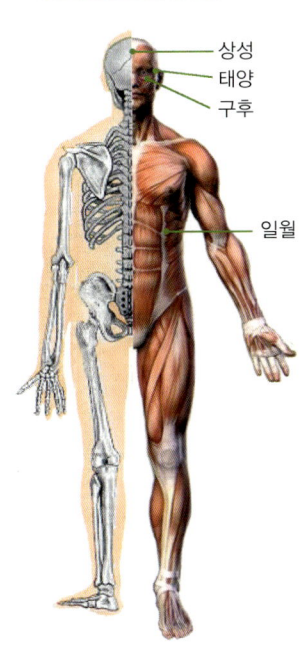

풍자혈
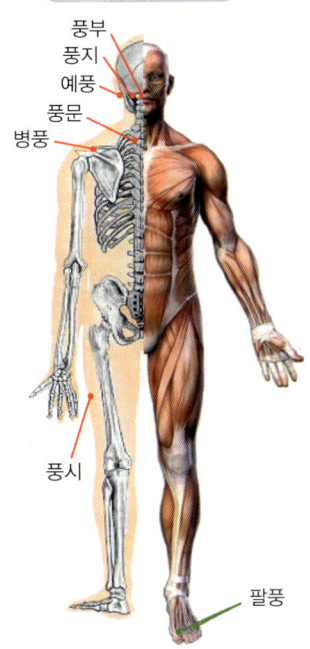

육조영(2013)

인체의 경혈(2)

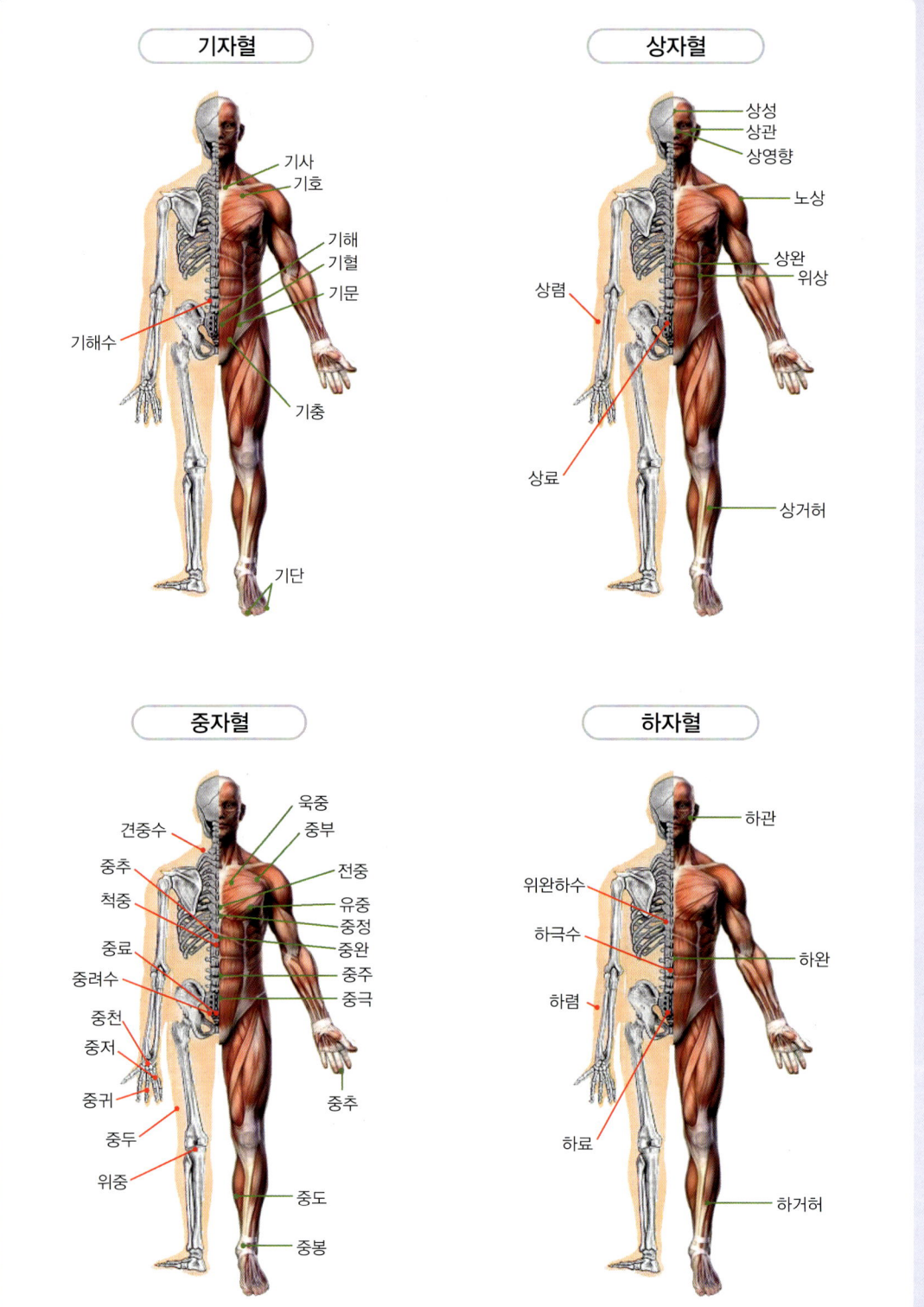

육조영(2013)

인체의 경혈(3)

내, 외자혈
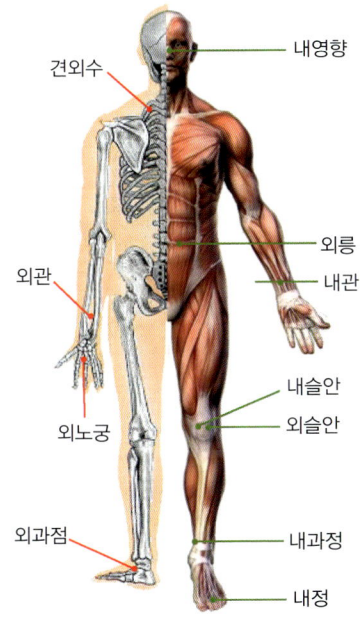

거, 돌자혈
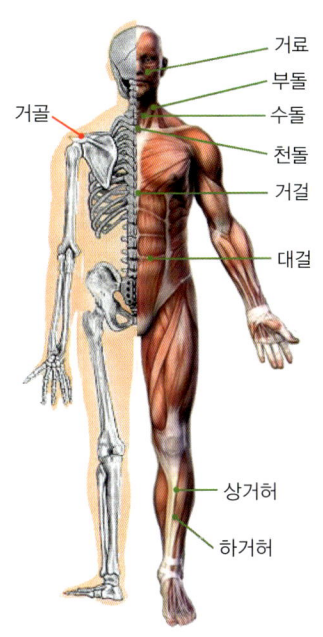

소, 소자혈
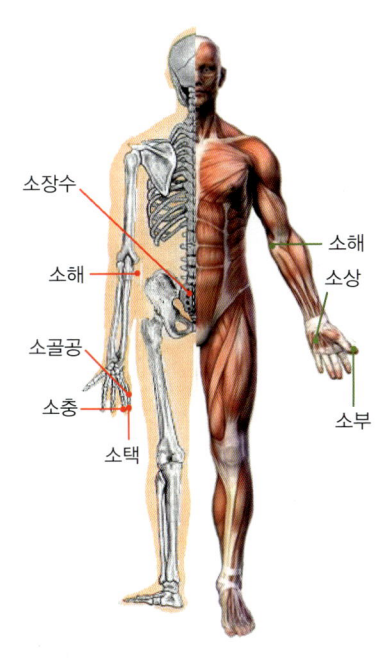

태, 대자혈
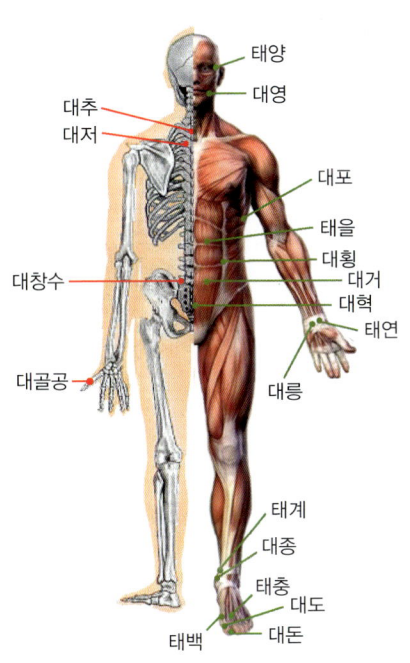

육조영(2013)

인체의 경혈(4)

음자혈

- 두규음
- 내영향
- 궐음수
- 음도
- 음교
- 음극
- 음렴
- 음시
- 음포
- 음릉천
- 음곡
- 삼음교
- 족규음
- 지음

지, 연자혈

- 지창
- 연액
- 택연
- 지기
- 지오회

관자혈

- 상관
- 하관
- 석관
- 격관
- 관문
- 요양관
- 관원
- 관원수
- 내관
- 외관
- 비관
- 관충
- 슬양관
- 슬관

천자혈

- 렴천
- 극천
- 천천
- 중천
- 곡천
- 양릉천
- 음릉천
- 용천
- 태백

육조영(2013)

인체의 경혈(5)

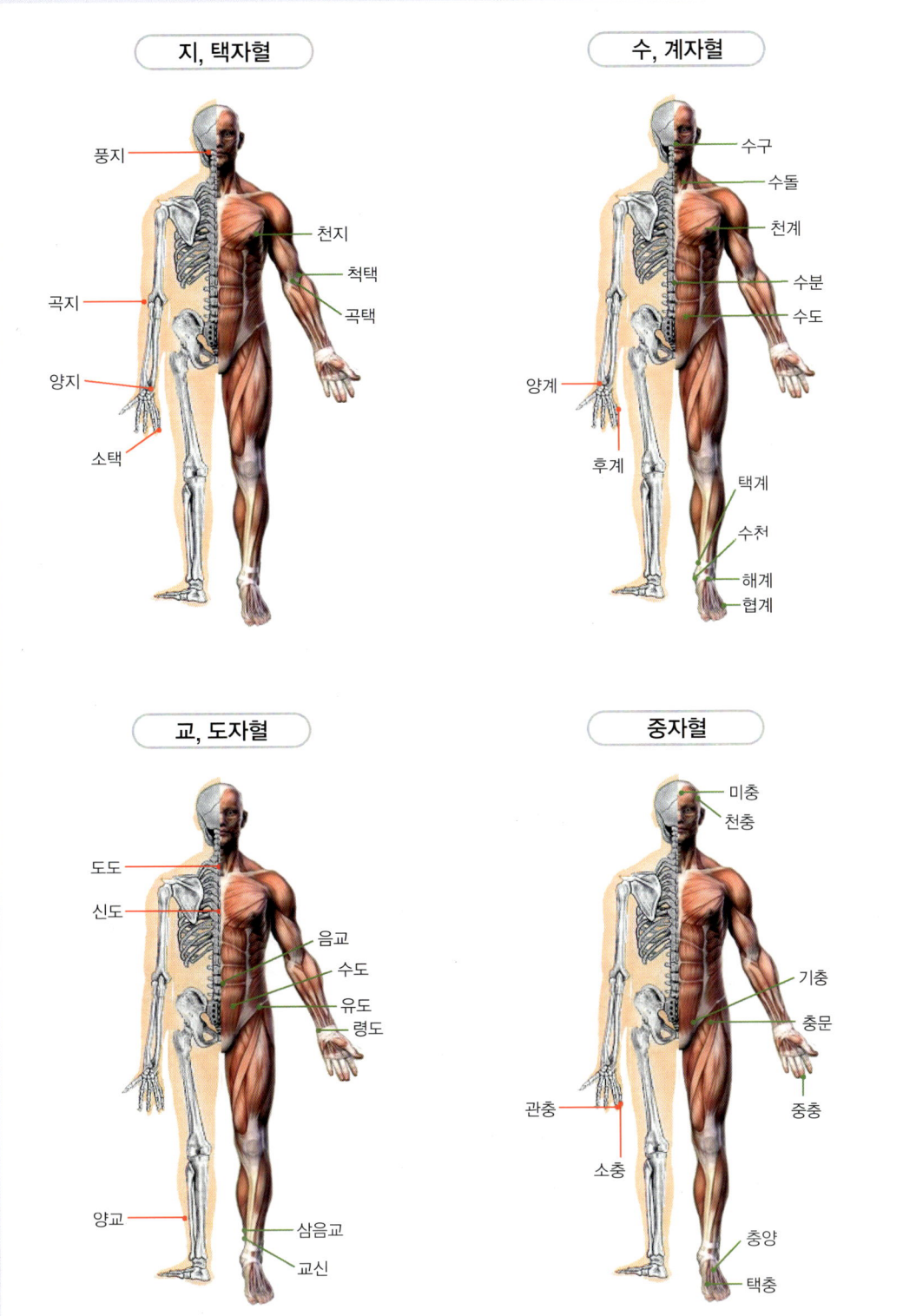

육조영(2013)

인체의 경혈(6)

구, 릉자혈
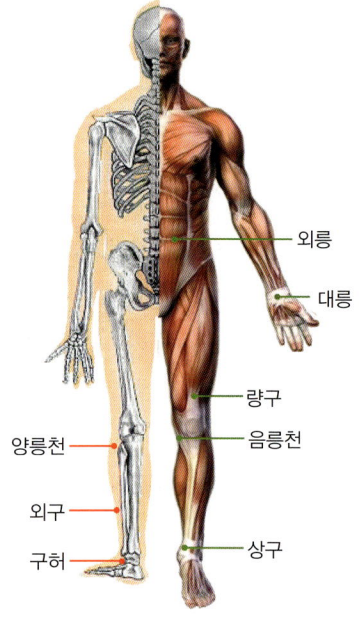

곡자혈
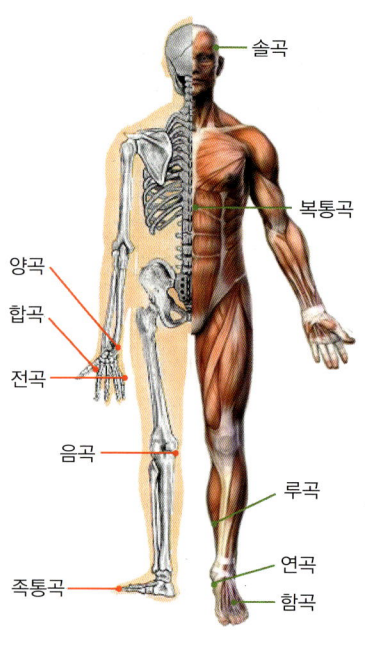

동물자혈
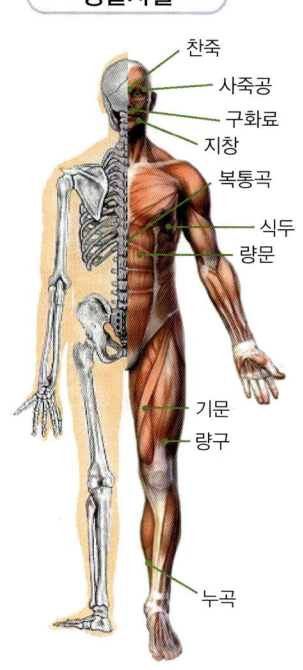

문자혈
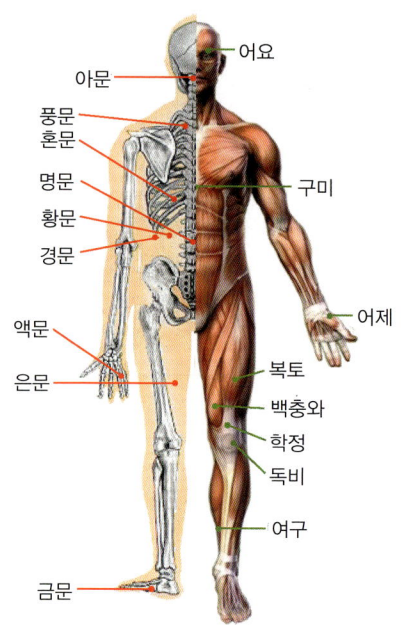

육조영(2013)

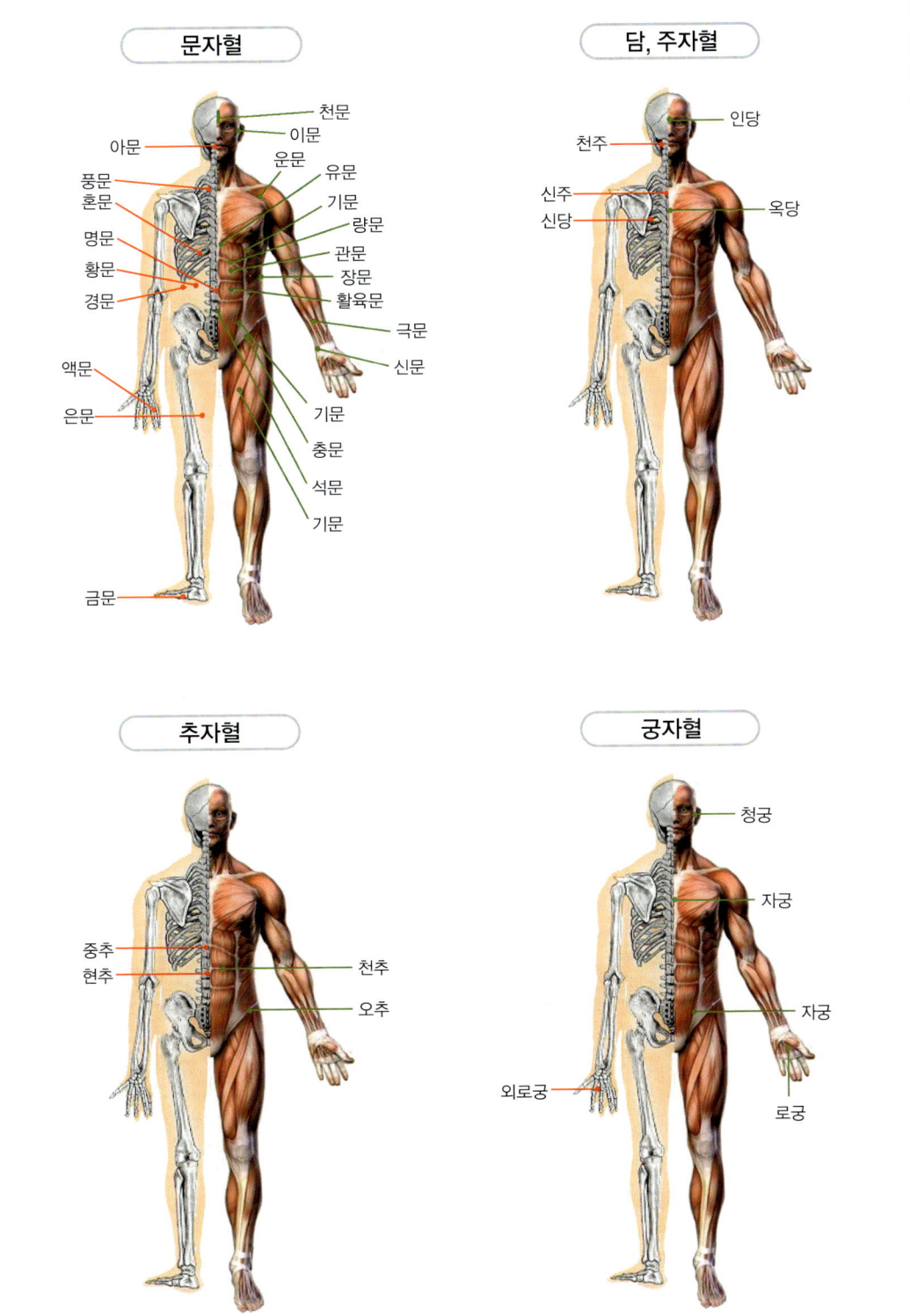

인체의 경혈(8)

부자혈

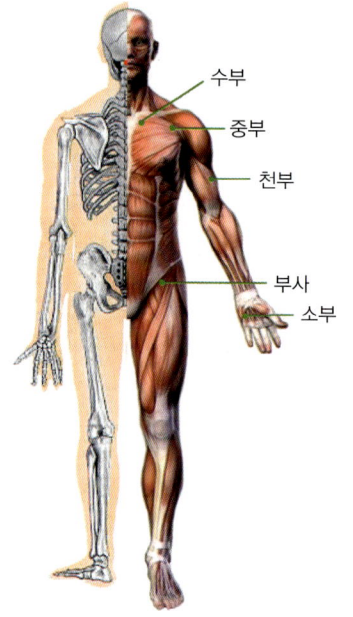

곡자혈

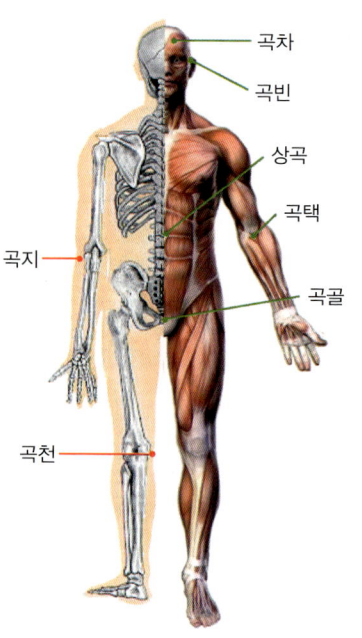

승자혈

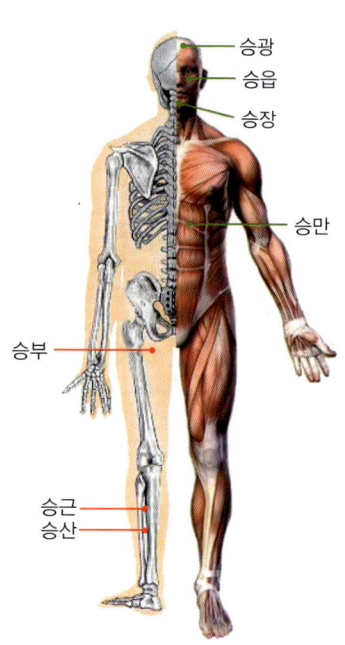

현자혈

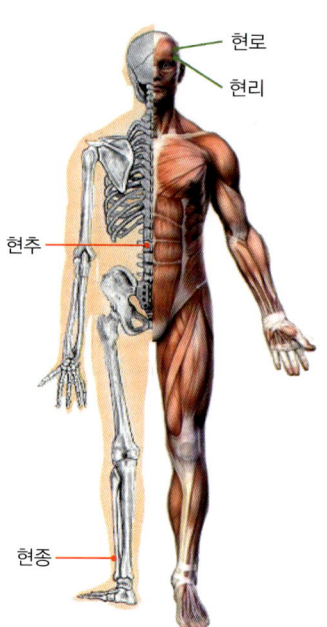

육조영(2013)

인체의 경혈(9)

정자혈
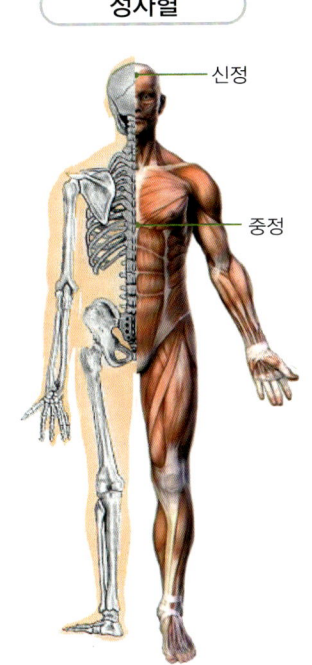

간자혈
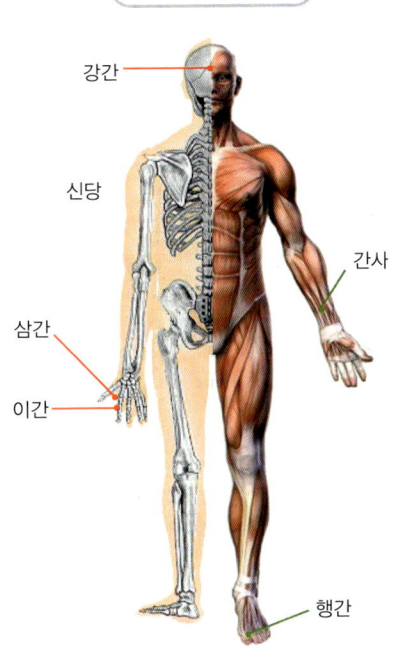

궐자혈
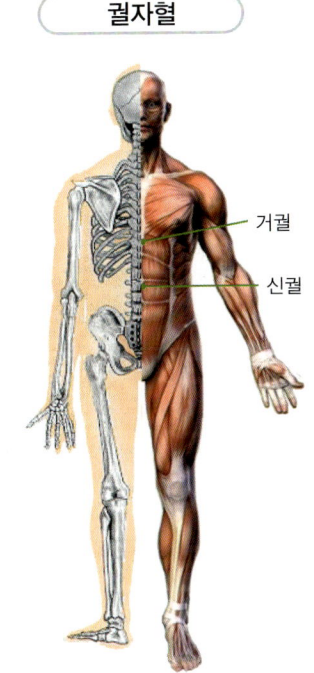

정, 창자혈
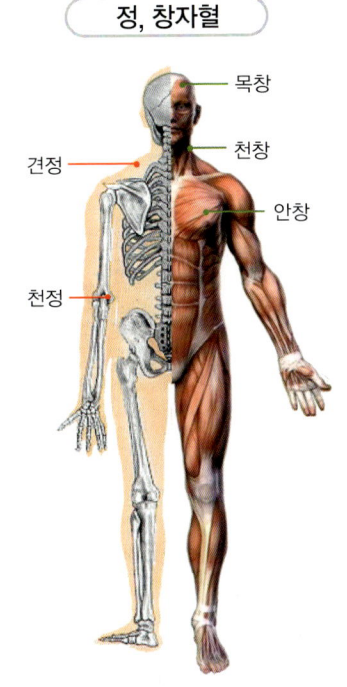

육조영(2013)

인체의 경혈(10)

회자혈

견, 요자혈

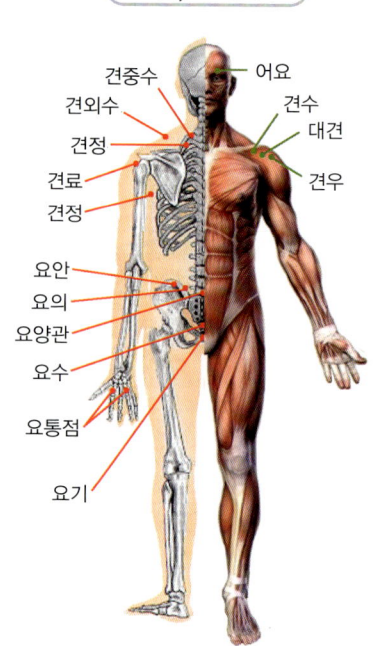

읍, 영자혈

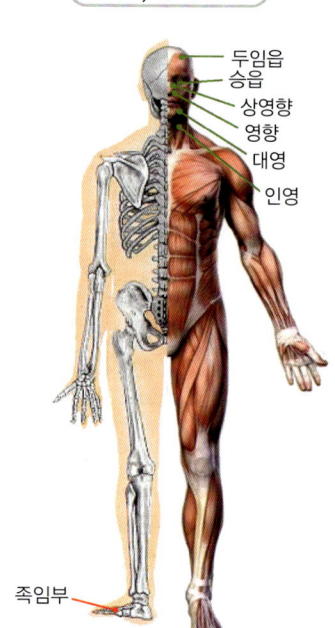

맥자혈

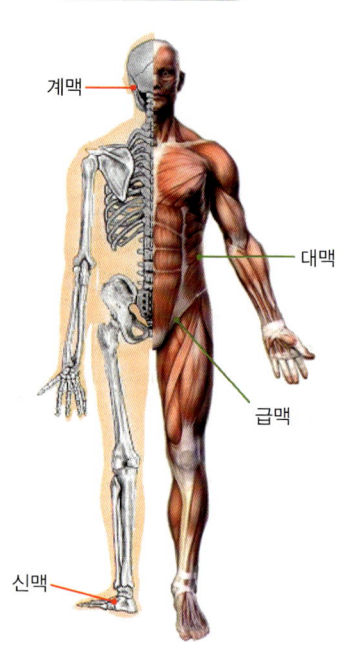

육조영(2013)

인체의 경혈(11)

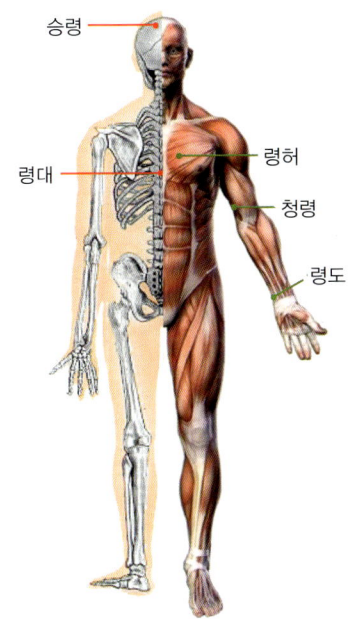

령자혈

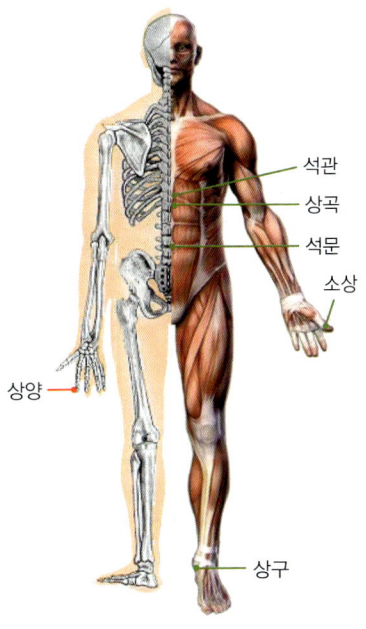

상, 석자혈

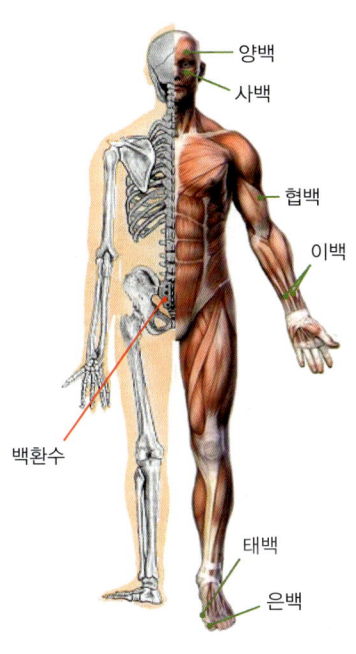

백자혈

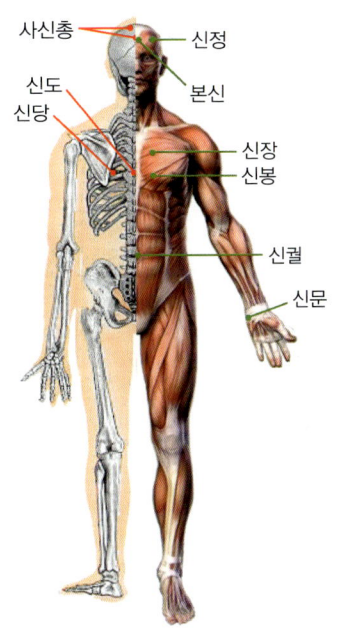

신자혈

육조영(2013)

인체의 경혈(12)

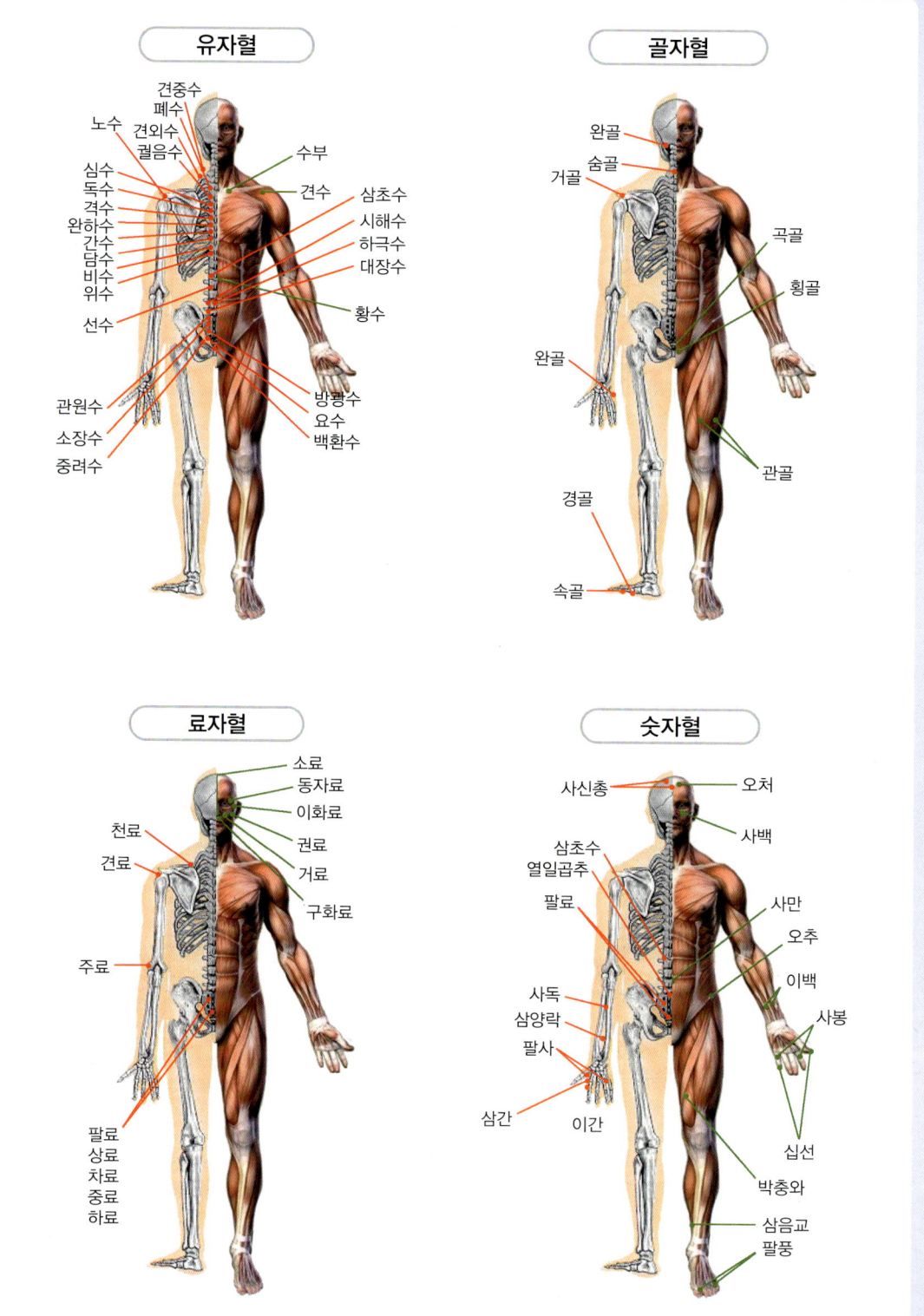

육조영(2013)

인체의 경혈(13)

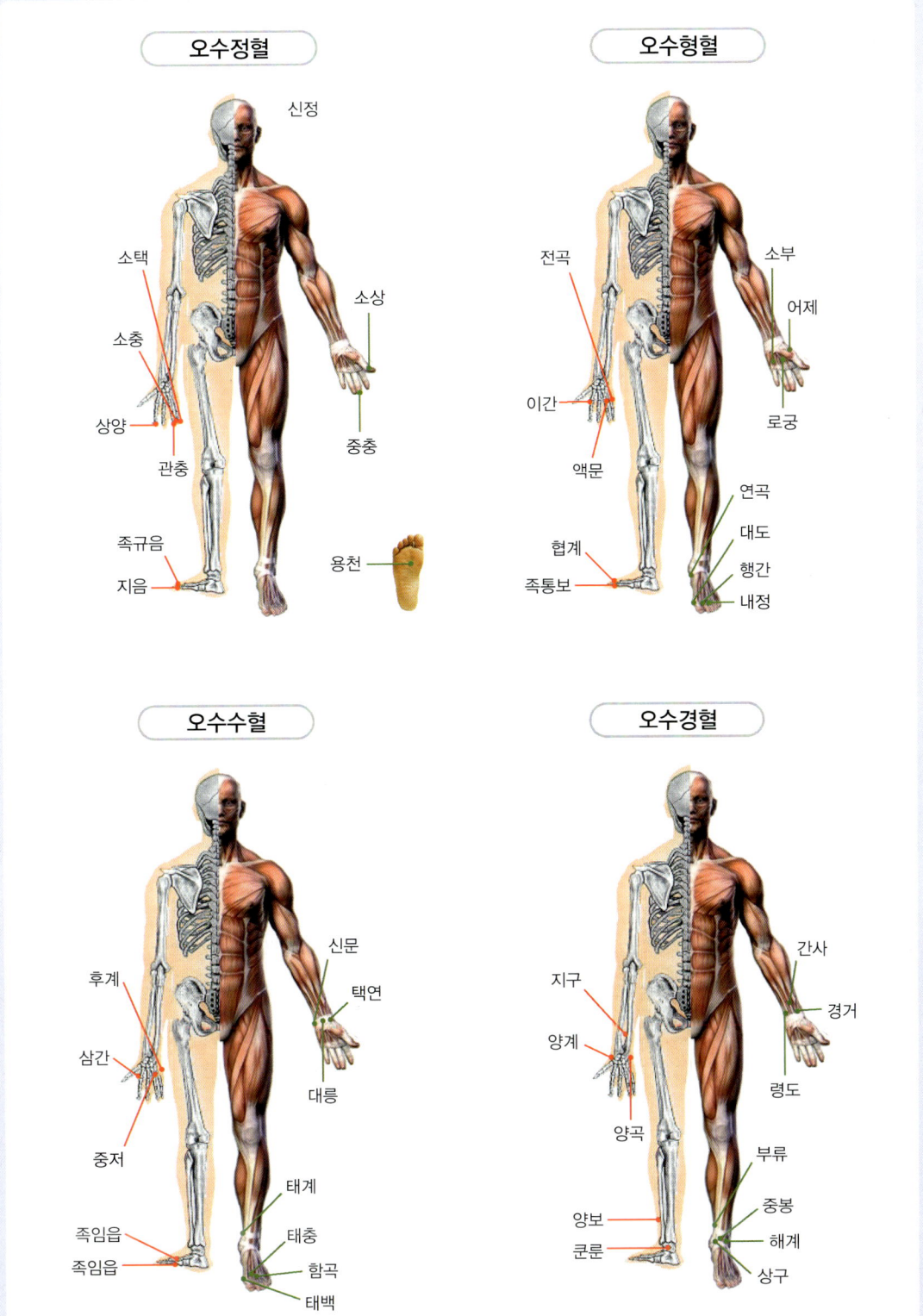

육조영(2013)

인체의 경혈(14)

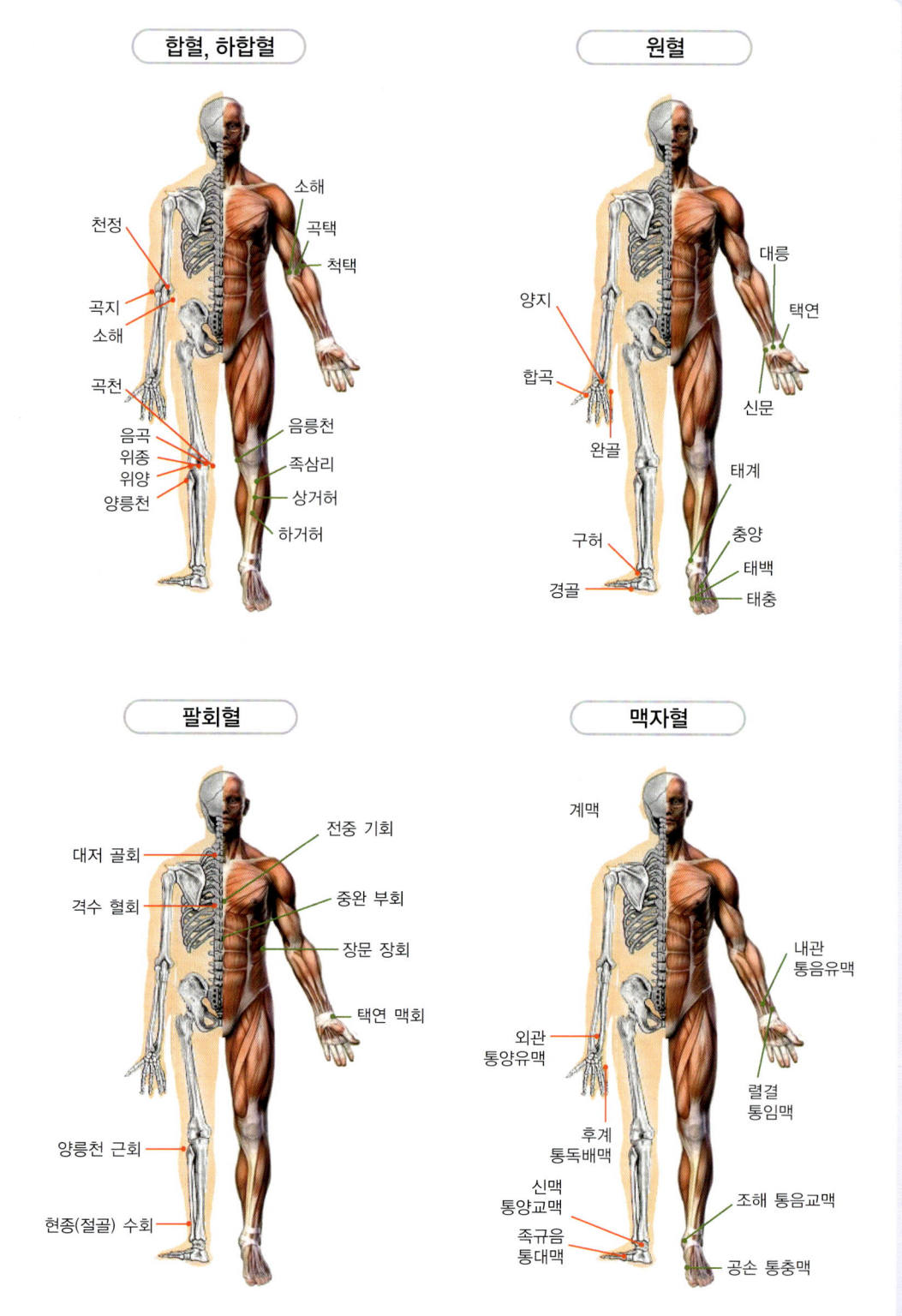

육조영(2013)

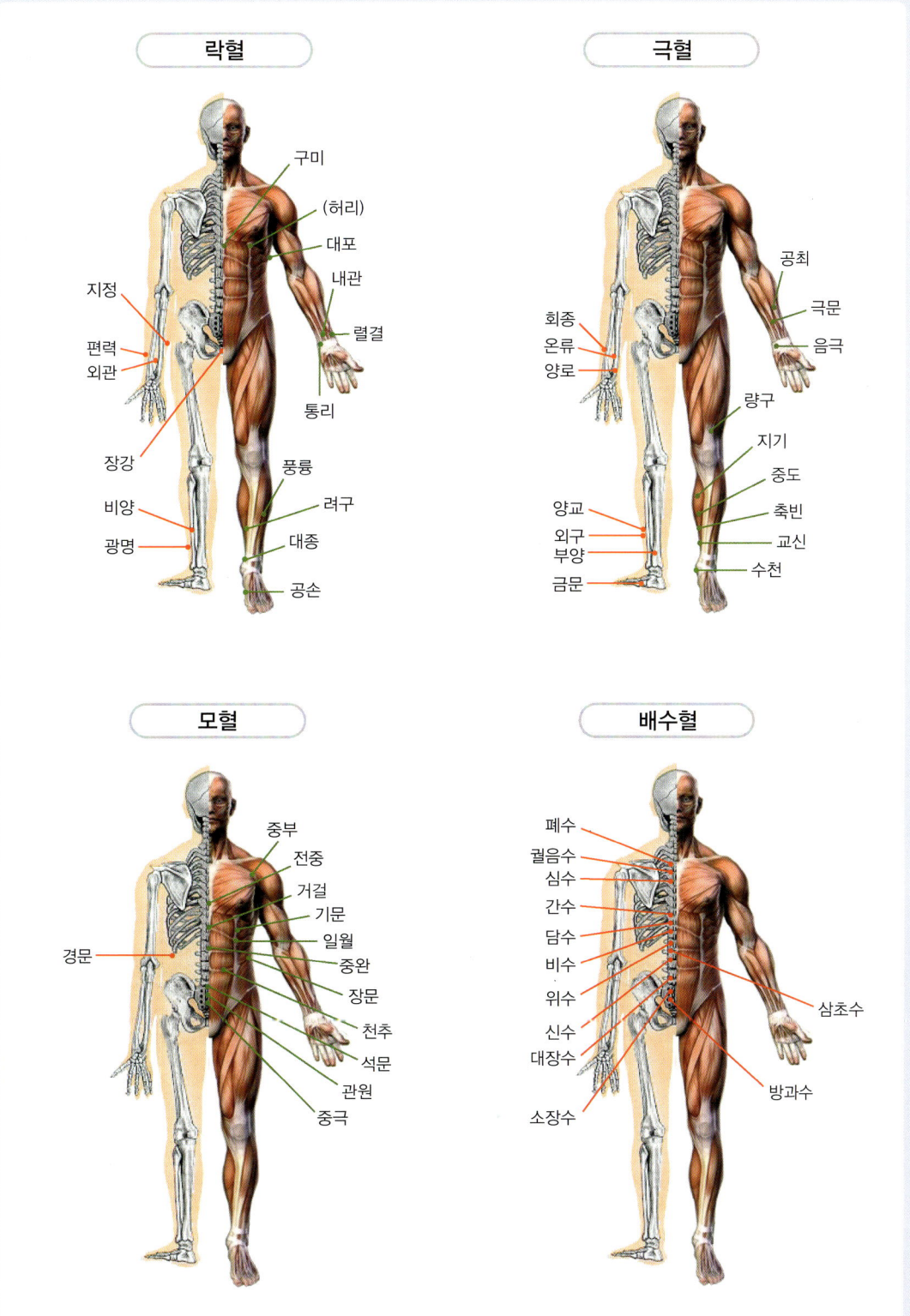

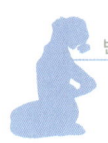
반드시 알아야 할 노인건강 생활

마사지의 인체 효과

01 근육에 미치는 마사지 효과

- 근육은 운동기관이 활동하는 부분이며 각종 동작은 근육의 활동 성향에 달려 있다
- 근육의 수축은 화학적, 열적, 기계적 자극에 의해 일어난다
- 근육의 움직임은 중추신경계통에 의해 조절된다

근육계통
신체적 활동이 수축을 통해 움직임이 가능하도록 운동기의 역할을 수행한다

마사지가 근육계통에 미치는 영향
- 근섬유는 산소와 영양분을 공급받는다
- 마사지를 받으면 노폐물이 근섬유로부터 신속하게 배출된다
- 마사지는 근육의 운동기능을 향상시킨다
- 피로한 근육을 마사지하면 근육의 활동 능력이 3~5배 증가한다
- 마사지는 운동 상해 예방에 도움을 준다
- 마사지는 경기력 향상에 도움을 준다
- 마사지는 근육의 혈액 공급을 촉진한다
- 마사지는 근육의 이완 및 수축기능을 조정한다

육조영(2013)

02 인체에 미치는 마사지 효과

> 스포츠 마사지는 선수의 경기력 향상 (피부, 근육, 기능)을 목적으로 기계적 자극을 주는 요법이다

마사지의 연구 영역
- 인체조직에 대한 물리적 영향
- 마사지가 피로회복에 미치는 영향
- 마사지가 경기력 향상에 미치는 영향
- 마사지가 운동 상해 예방에 미치는 영향
- 마사지가 유연성 증가에 미치는 영향
- 마사지가 림프액의 활동·물질대사·중추신경계·감각기관에 미치는 영향
- 마사지가 기능항진에 미치는 영향
- 마사지가 면역 기능에 미치는 영향
- 마사지가 근육·뼈·림프·소화·호흡·사고 등의 신경 지배 메커니즘에 미치는 영향
- 마사지와 내장 수용기에 관한 연구
- 마사지가 신심 안정에 미치는 영향
- 마사지가 직무 기록에 미치는 영향
- 마사지가 노화 지연에 미치는 영향

근육에 미치는 마사지 효과
스포츠 마사지는 체중, 근과 심신의 기능 회복, 기계적 자극작용, 물리적 자극작용이 그 기능을 회복시키기 위해 행해지는데 그 효과가 높다. 또한 예방과 치료, 컨디션 조절 기능에도 중요하게 작용하는 수기요법이다

육조영(2013)

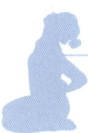
반드시 알아야 할 노인건강 생활

03 피부에 미치는 마사지 효과

- 피부는 중추신경계통과 밀접하게 작용한다
- 피부는 외부 환경의 직접적 영향으로부터 신체를 보호한다
- 피부는 인체의 온도 조절 기능에도 관여하고 신진대사를 통해 노폐물을 신체에서 배출하는 기관으로 온도, 감각, 통각, 촉각 등을 담당한다
- 피부는 세균이 신체에 침입하는 것을 막는다
- 피부는 과도한 태양 광선에 노출되는 것을 차단하는 역할을 한다
- 마사지를 주기적으로 받으면 피부에 탄성이 높아지고 매끈해진다

피부계통
인체의 외피를 외부로부터 보호하는 기능 수행

피부에 미치는 마사지 효과

- 마사지는 표피의 노폐화한 세포를 피부의 표면으로부터 비늘 조각처럼 분리시킨다
- 마사지를 받으면 피부호흡이 좋아지고 지방선의 분비 기능과 열의 발산을 조절하는 땀샘의 움직임이 활발해진다
- 마사지는 피부의 맥관을 넓히고 혈액순환 피부와 피부 분비선의 상태를 좋아지게 한다
- 마사지는 피부 맥관의 혈액 및 림프액의 흐름을 좋게 한다
- 마사지는 체내의 노폐물을 빠르게 배출시키는 작용을 하며 물질 교환 과정을 현저하게 향상시킨다
- 마사지는 피부근육의 긴장력을 높이고 피부를 매끈하고 부드럽게 한다

육조영(2013)

04 관절기능에 미치는 마사지 효과

- 뼈와 인체의 결합체와 관계가 있는 골격이다
- 관절액은 뼈의 접촉 마찰을 적게 하기 위하여 관절강에서 윤활유 역할을 한다
- 두 개의 뼈로 구성되어 있는 관절을 단순골절이라 하고 두 개 이상의 뼈로 구성되어 있는 골절을 복합관절이라고 한다
- 뼈가 연결하는 장소는 소절낭으로 싸여 있다. 관절낭은 외층, 섬유질층, 인대층, 내부층, 관절액으로 되어 있다

관절계통: 골격의 연결을 통해서 인체의 움직임을 조정하는 기능

마사지가 관절에 미치는 효과

- 마사지는 관절의 영양 섭취를 개선하고 관절염을 방지한다
- 마사지는 결합기관의 탄력성, 내구성이 증가시키고 그것에 등반하여 관절의 가동 범위도 확대된다
- 마사지는 상해 예방뿐만 아니라 회복 및 재활을 위한 최고의 수기 요법이다
- 마사지는 관절을 튼튼하게 하며 관절의 견고성을 높이며 관절과 관계한 질병을 예방한다
- 마사지는 관절의 피로를 빠르게 회복시키는 작용을 하므로 스포츠 계, 의료계에서 널리 활용되고 있다
- 마사지는 연골조직 파손을 보호하고 피로관절의 회복을 단축한다
- 마사지는 관절의 가동성을 촉진한다

육조영(2013)

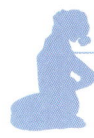

반드시 알아야 할 노인건강 생활

05 혈액에 미치는 마사지 효과

- 혈액은 체온을 36.5도로 일정하게 유지할 수 있게 한다
- 혈액은 몸 전체의 세포(74~7포피)에 영양분과 산소를 공급하는 역할을 한다
- 혈액의 도움으로 신체의 여러 기관의 기능이 수행되는데 이는 주로 몸의 맥관망을 통해서 조정된다
- 혈액과 림프액은 인간의 생명 활동에 필요한 개개의 섬유간 또는 신체와 외계 사이에서 이루어지는 신진대사 기능을 맡는다
- 혈액은 세포로부터 신진대사에 의해 생기는 노폐물을 운반하고 그 노폐물은 신장과 폐를 통해 체외로 배출된다

혈액계통
혈액은 기관의 기능을 활성화 내지 억제하는 체액인 내분비선의 산물을 운반한다

마사지가 혈액에 미치는 효과

- 혈액에 영양 공급을 촉진하고 혈액의 흐름을 원활히 한다
- 마사지는 혈액의 흐름을 빠르게 하고 여러 기관에 산소와 각종 영양분이 보다 활발히 공급되게 한다
- 마사지는 노폐물이 보다 빨리 체외로 배출될 수 있도록 해주며 정체 현상의 해소와 각종 부종의 해소를 돕는다
- 마사지는 맥관을 강화하는 수단이다
- 마사지는 맥관 순환을 촉진하므로 자기 자신으로부터 정맥의 환류를 재촉하고 대순환의 동맥 저하를 감소시킨다
- 신체조직의 액상 매체의 흐름을 촉진하고 산소 공급을 원활하게 한다

육조영(2013)

06 림프계에 미치는 마사지 효과

- 림프관은 정맥과 유사한 막을 가지고 있다
- 림프액은 상부의 방향, 심장의 방향으로만 흐른다
- 림프계는 림프 모세관, 림프관, 림프절로 구성되어 있다
- 림프관은 독자적으로 통하고 있기 때문에 림프절 부분에서는 림프액의 후측이 완만해진다
- 큰 림프절은 관절 부분에 있으며 상지에는 액하 림프절과 척골 림프절이 있고, 하지에는 슬와 림프절과 서혜 림프절이, 두부에는 하악 림프절과 경 림프절이 있다

림프계통
림프계의 영양 공급의 수단임과 동시에 노폐물의 배출을 담당한다

마사지가 림프에 미치는 효과
- 림프액의 흐름을 강화하고 조직의 영양 공급을 개선한다
- 마사지는 림프관에 압력을 더해 림프액의 순환을 촉진시킨다
- 마사지는 고혈압, 비만, 당뇨병, 동맥경화, 심혈관 질환이 있는 사람들에게 널리 이용될 수 있는 최고의 수기요법이다
- 마사지는 림프액의 순환을 촉진시키는 작용을 하므로 육체노동, 지적노동에만 필요한 것이 아니고 좌업식 노동을 하는 사람, 특히 고개를 숙이거나 허리를 옆으로 틀고 앉는 사람들에게 꼭 필요한 요법이다
- 동통을 방지하고 림프류에 의한 진염을 방어한다
- 조직 내의 세균을 차단한다

육조영(2013)

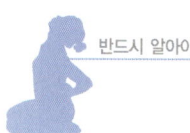
반드시 알아야 할 노인건강 생활

07 신경계에 미치는 마사지 효과

- 인체의 모든 기능은 신경계통에 의해 조절된다
- 신경계통과 기관 전체의 생명 활동을 조절하고 전체 기관과 조직을 연결하고 그 기능을 조정한다
- 신경계통은 뇌수, 척수로부터 만들어진 중추신경 계통과 모든 신경섬유를 포함하는 말초신경 계통, 의식의 관할 하에 있지 않는 자율신경계통 등 3개의 주요한 부분으로 세분화 되어 있다
- 신경계의 특징은 자극을 지각하고 구심성 신경에서는 자극을 중추로 유도하고 원심성 신경에서는 자극을 여러 기관으로 전한다

신경계통
외부로부터 자극을 받아들이거나 움직임의 명령을 내리고 전달하는 기능을 수행한다

마사지가 신경에 미치는 효과
- 마사지는 흥분작용에 영향을 주고, 말초신경에 작용하며 대뇌 반구 피질을 중개하여 중추신경계통에 전달하는 작용을 한다
- 마사지기법 중 경찰법과 진동법은 진정작용을 한다
- 마사지기법 중 유념법과 수권 고타법, 절타법, 박타법, 이중 고타법은 자극을 불러일으킨다
- 마사지는 육체 및 지적노동 후 활력과 경쾌한 기분을 일으키고 직무 만족도와 작업 능률을 향상시킨다
- 마사지는 혈액을 촉진한다
- 단기 마사지는 기능을 높이고 장기 마사지는 기능을 퇴각시킨다
- 마사지는 자율신경계통에 대해서는 반사작용을 나타낸다

육조영(2013)

08 소화기계통에 미치는 마사지 효과

신체 표면의 자극이 내부 장기 기능에 영향을 미치는 현상을 체표내장반사라 한다

내부 장기 상태가 신체 표면에 나타나는 것을 내장체표반사라 한다

소화기계통
영양 공급을 위해 음식물을 분배, 섭취하는 기능을 수행

마사지가 소화기에 미치는 효과
- 복부 마사지는 위장의 연동운동, 소화액의 분비작용을 향진시킨다
- 복부 마사지는 소화, 흡수작용을 활발히 하고 위장의 내용물 배출을 원활하게 한다
- 전신 마사지는 메타포리즘을 왕성하게 하여 소화기능을 향상시킨다

육조영(2013)

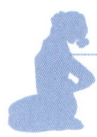
반드시 알아야 할 노인건강 생활

09 호흡기계통에 미치는 마사지 효과

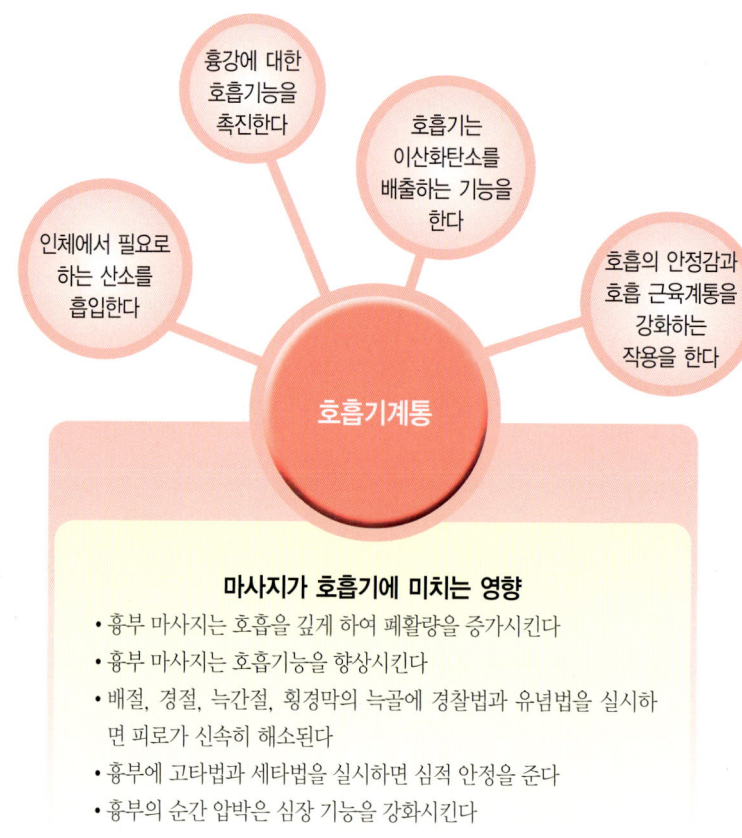

- 흉강에 대한 호흡기능을 촉진한다
- 호흡기는 이산화탄소를 배출하는 기능을 한다
- 인체에서 필요로 하는 산소를 흡입한다
- 호흡의 안정감과 호흡 근육계통을 강화하는 작용을 한다

호흡기계통

마사지가 호흡기에 미치는 영향
- 흉부 마사지는 호흡을 깊게 하여 폐활량을 증가시킨다
- 흉부 마사지는 호흡기능을 향상시킨다
- 배꼽, 경절, 늑간절, 횡격막의 늑골에 경찰법과 유념법을 실시하면 피로가 신속히 해소된다
- 흉부에 고타법과 세타법을 실시하면 심적 안정을 준다
- 흉부의 순간 압박은 심장 기능을 강화시킨다

육조영(2013)

10 물질대사에 미치는 마사지 효과

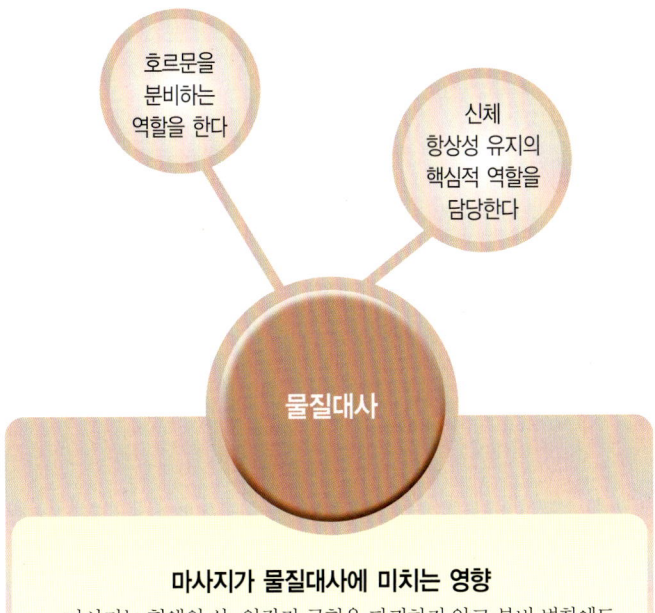

마사지가 물질대사에 미치는 영향
- 마사지는 혈액의 산·알칼리 균형을 파괴하지 않고 분비 변화에도 영향을 미치지 않는다
- 마사지는 탄산 분비를 동반하는 전체 산소 수요를 10~15% 정도 증대시킨다
- 마사지는 소변 중에 인산염, 젖산염, 유기산의 분비가 제거되어 풍부한 알칼리도 일소된다
- 마사지는 가스대사를 향상한다
- 마사지는 젖산 함유물질의 증대를 촉진하지 않아 산성증을 일으키지 않는다

육조영(2013)

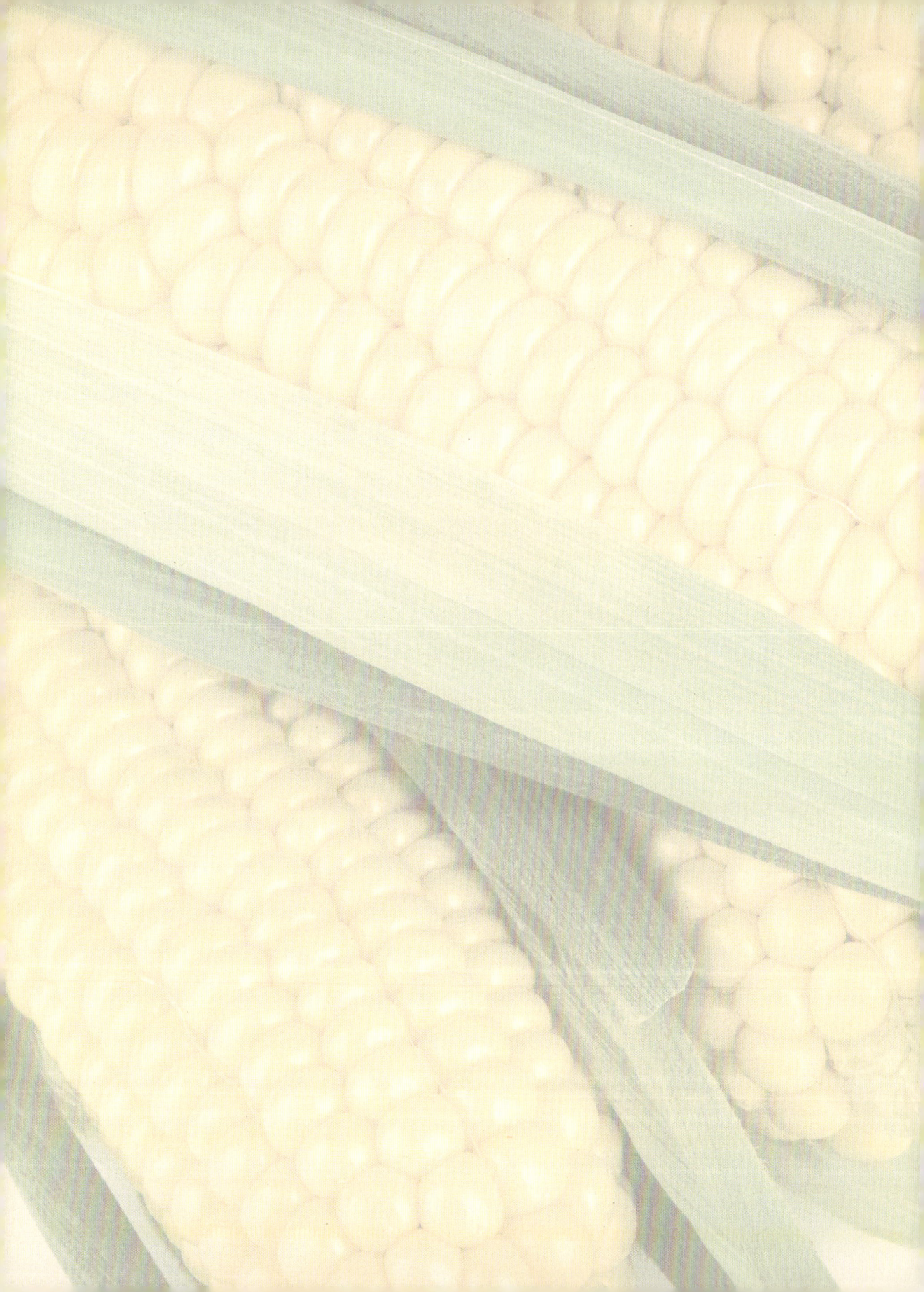

반드시 알아야 할 노인건강 생활

Section

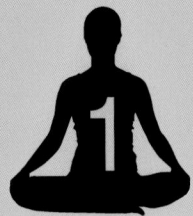

전문가가 권하는 식재료

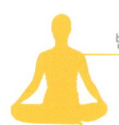
반드시 알아야 할 노인건강 생활

01 고지혈증 환자의 식단 구성원칙

고지혈 환자들에게 고지혈증 치료 전후의 모든 과정에 적용되는 특정한 식재료에 의한 음식조리는 필수적이며 일관되어야 한다. 고지혈 환자가 합리적으로 음식을 안배하고 배치하려면 아래의 네 가지 원칙에 따라야 한다.

▶**식욕부진일 때 음식원칙** : 고지혈 환자는 쉽게 식욕부진이 오거나 씹기 어려운 증상 등이 나타나는데 이때는 가능한 죽류나 탕류 음식을 식용해야 하며 적당히 녹색야채나 당근을 첨가하여 같이 끓이거나 요리하면 된다.

▶**비타민의 섭취원칙** : 고지혈 환자는 적당량 그리고 균형적으로 비타민A, 비타민E를 섭취하여야 한다. 이런 영양원소는 짙은 녹색 혹은 짙은 황색의 야채 중에 광범위하게 존재한다. 곡류 음식 중에도 있는데 예를 들면 배아껍데기는 풍부한 비타민E를 함유하고 있다.

▶**철분의 섭취원칙** : 동물내장이나 돼지 피에서 철분을 섭취할 수 있다. 그러나 이런 음식은 일반적으로 콜레스테롤 함량이 꽤 높다. 때문에 제한하여 식용하여야 한다. 그리고 적당히 비타민C도 보충하여 철의 흡수를 촉진시켜야 한다.

▶**당 대체물** : 고지혈 환자는 당 대체물을 식용하는 것이 바람직한 선택이다. 당 대체물의 맛을 싫어하면 과당으로 대체할 수도 있다. 그러나 반드시 적당량을 섭취해야 한다. 왜냐하면 과당의 당도는 자당의 2배이기에 조금만 섭취하여도 인체가 필요로 하는 당도에 도달하기 때문이다. 과량 복용하면 고혈액지질환자의 체중은 증가하게 된다.

Section 01

02 잡곡류 : 귀리 · 율무쌀 · 현미

▶ **유효성분** 식이섬유, 식물스테롤, β-폴리덱스트로오스, 리놀레산, 리놀렌산, 트리글리세리드, 비타민E, 비타민B군, 칼슘, 마그네슘, 칼륨

● **지방을 낮추는 원리**

리놀렌산과 리놀레산 등 불포화지방산은 혈중콜레스테롤, 트리글리세리드와 저밀도 지질단백의 함량을 낮춰 혈액지질을 낮추고 혈전의 형성을 예방하며 비가용성섬유는 장의 연동을 강화하고 콜레스테롤과 지방의 흡수를 제어하며 수용성섬유는 담즙산과 결합하여 담즙산의 배설을 가속화시키며 콜레스테롤의 농도를 낮춘다.

β-폴리덱스트로오스는 뚜렷하게 인체의 콜레스테롤의 함량을 낮춘다. 식물스테롤은 장내에서 콜레스테롤과 경쟁하여 인체가 콜레스테롤을 흡수하는 양을 낮추어 콜레스테롤과 혈액지질을 낮추는 작용을 한다.

그리고 비타민E와 비타민B군은 지질의 산화를 감소시켜 혈관을 파손을 방지하여 혈관벽에 붙은 콜레스테롤의 수량을 효과적으로 감소시킨다.

● **기타 효능**

아테롬성 동맥경화를 예방하고 청열이뇨작용을 하며 혈당을 낮추고 부종을 내리며 노화를 방지하고 항암작용을 하며 변비를 개선하고 긴장정서를 해소하며 피부를 보양한다.

▶ **point** 오곡류 음식은 지나치게 식용하지 말아야 한다. 밥에 첨가하려면 적은 양으로 시작하여 점차 많이 섞어먹도록 한다. 그렇지 않으면 위경련 혹은 헛방귀를 뀌게 된다.

오곡류 음식은 물에 불리는 시간이 길수록 맛이 좋지만 영양분 유실이 있으므로 불리는 시간을 조절하여야 한다.

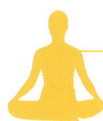

반드시 알아야 할 노인건강 생활

03 콩과 콩 제품

▶ **유효성분** 대두단백, 대두이소플라본, 대두레시틴, 비타민B군, 비타민E, 식이섬유, 칼슘

● **지방을 낮추는 원리**

대두단백은 저밀도지질단백 분해효소의 활성을 강화하며 콜레스테롤의 분해를 가속화시키며 혈중콜레스테롤의 함량을 낮춘다. 대두이소플라본은 담산의 분비를 촉진시키며 혈관을 확장시키고 혈관의 항산화능력을 강화하며 동맥이 막히는 증세에 효과적이고, 아테롬성 동맥경화의 발생을 피한다.

● **기타 효능**

심혈관질환을 예방하고 뇌기능을 강화하며 노인치매를 예방하며 갱년기증상을 경감시키고 미용하고 모발을 보호하고 윤기 나게 하며 변비를 예방하고 골다공증을 예방하고 정서를 안정시킨다.

▶ point 콩의 영양가치는 아주 높으며 지금까지 "영양소 중의 왕"으로 불리고 있으며 사람들에게 "식물고기", "녹색우유"로 불리우고 있다. 콩의 영양을 더 잘 흡수하기 위해서는 콩제품을 식용할 때 반드시 메티오닌이 풍부한 식품과 배합하여야 한다. 예를 들면 곡류와 알류식품과 배합하면 콩제품의 단백질 이용률을 높일 수 있다. 콩제품과 알류를 배합하여 나타난 영양가치는 육류단백과 비교할 수 있다.

생콩이 함유한 췌장단백질분해효소제어제는 단백질의 분해를 제어한다. 때문에 가능한 덥혀서 식용하여야 한다.

과다 식용하면 배가 붓는 등 불편한 반응이 생기므로 적당한 원칙을 견지하여야 한다.

04 옥수수

▶ **유효성분** 마그네슘, 셀렌, 칼슘, 칼륨, 비타민E, 식이섬유, 페룰산, 제아잔틴, β-크립토크산틴, 카로틴

● **지방을 낮추는 원리**

옥수수 중의 칼륨은 나트륨대사를 촉진시키고 마그네슘은 혈관을 확장시키며 심장의 수축을 돕는다. 또한 칼슘은 혈액지질을 낮추며 항혈전과 혈관확장의 효능을 가지고 있다. 옥수수 중의 풍부한 식이섬유는 콜레스테롤을 낮추고 아테롬성 동맥경화를 방지한다. 또한 비타민E는 지방성분이 유해한 지질과산화물로 전환되는 것을 제어하여 혈액유동의 원활함을 유지하고 혈관병변의 발생 확률을 낮춘다.

옥수수가 함유하고 있는 페룰산은 콜레스테롤을 낮추는 주요물질이다. 또 페룰산과 크산토필, 그리고 β-크립토크산틴은 아주 좋은 항산화제로서 혈관 중의 자유기를 제거하고 LDL 콜레스테롤이 산화 후 혈관벽에 부착하는 것을 피하며 혈관경화와 혈관이 막히는 것을 제어한다.

● **기타 효능**

장을 깨끗하게 하고 독소를 배출하며 혈압을 낮추고 암을 방지하고 항암작용을 하며 기억력을 강화하고 시력을 보호하며 피부병리적 변화를 예방하고 혈당을 안정시키며 피부의 노화를 지연시킨다.

▶ **point** 옥수수를 고를 때 길고 옥수수알이 꽉차 있으며 탄성이 있고 색이 금황색인 것을 골라야 한다. 곰팡이가 난 듯한 것은 사지 말아야 한다. 바로 식용할 것이 아니면 가능한 잎을 버리지 말고 종이에 싸서 냉장고에 넣어 일주일 정도 보존하면 된다.

옥수수에 함유된 칼슘은 적지만 옥수수에는 β-크립토크산틴이

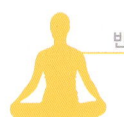

반드시 알아야 할 노인건강 생활

골격세포의 활성을 자극하며 칼슘의 유실을 제어한다. 때문에 옥수수와 고칼슘의 음식을 함께 요리하여 먹으면 골격을 보호하는 작용을 한다.

05 적두·녹두

▶ **유효성분** 식이섬유, 사포닌, 식물스테롤, 다당체, 카로티노이드, 비타민A, 비타민E, 비타민B군, 플라보노이드, 크롬, 셀렌, 수지

● **지방을 낮추는 원리**

적두, 녹두에 함유되어 있는 수용성섬유(예를 들면 수지)는 장내에서 겔을 형성할 때 당분과 지방의 흡수를 감소시키고 늦추며 비수용성섬유(예를 들면 식이섬유)는 대장에서 수분을 흡수하여 팽창하고 대장의 연동을 자극하여 담즙산과 콜레스테롤의 배출을 가속화한다. 식물스테롤은 체내의 콜레스테롤을 대체하여 인체에 흡수, 이용되지 않는다. 카로티노이드, 플라보노이드와 셀렌은 체내의 지질의 산화를 제어하며 자유기가 심혈관을 파괴하는 것을 방지한다.

● **기타 효능**

혈압을 낮추고 청열해독하며 이수거습하며 부종을 내리고 통증을 해소하며 음허를 보하고 기를 보충한다. 정신을 안정시키며 혈액순환을 원활하게 하고 젖이 통하게 하고 보혈작용을 한다.

▶ **point** 녹두 중의 폴리페놀류 물질은 쉽게 산화되기에 녹두탕과 녹두죽을 끓이는 중에는 뚜껑을 덮어 가능한 산소와의 접촉 면적을 감소시켜야 하며 동시에 끓이는 시간도 길지 말아야 하므로 10분 동안 끓이면 된다. 이때 탕의 색상은 진한 녹색이며 용해되어 나온 물질은 주로 껍질 중의 활성성분이며 산화정도가 가장

낮고 청열능력이 가장 뛰어나다.

비위가 차고 허하며 양기가 허한 사람은 식용하지 말아야 한다.

녹두는 아주 좋은 해독작용이 있는데 늘 유독환경에서 일하거나 유독물질을 접하는 사람은 적당히 녹두를 식용하면 해독에 좋다.

녹두는 푹 삶지 말아야 한다. 왜냐하면 유기산과 비타민이 파괴되기 때문이다.

06 검은 목이버섯·흰 목이버섯

▶ **유효성분** 식이섬유, 레시틴, 다당체, 교질, β-카로틴, 클래스핵산, 비타민B2, 니코틴산, 마그네슘, 칼슘, 칼륨

● **지방을 낮추는 원리**

검은 목이버섯과 흰 목이버섯은 식이섬유의 함량이 매우 높기에 위장의 연동을 자극하여 배변을 도우며 콜레스테롤의 배출을 가속화 시키고 혈중지방을 감소시킨다. 다당체는 응혈효소의 활성을 제어하여 콜레스테롤이 혈관벽에 부착하는 것을 피하는 동시에 혈소판응집에 저항하며 혈전의 형성을 예방한다. 검은 목이버섯은 많은 교질을 함유하고 있어 꽤 강한 부착력을 가지고 있으므로 위장을 청결하게 하여 콜레스테롤과 유해물질을 배출하기에 고지혈, 비만환자들에게 아주 좋은 치료작용이 있다. 검은 목이버섯에는 또 핵산류 물질이 함유되어 있어 **혈중콜레스테롤과 트리글리세리드함량을 감소**시키기에 고지혈, 동맥경화증, 아테롬성 동맥경화 환자에게도 아주 유익하다.

● **기타 효능**

혈전의 형성을 예방하며 미백미용에 도움이 된다. 혈당과 혈압을

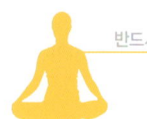
반드시 알아야 할 노인건강 생활

낮추며 간을 보호하고, 음허와 신장을 보하며 혈관을 연하게 만든다. 면역력을 높이며 항암작용을 하고 철분결핍성빈혈을 예방한다. 다이어트에 도움이 되며 담결석을 예방하고 신장결석을 예방한다.

▶ **point** 검은 목이버섯을 식용할 때 가능한 뿌리부분의 꼬투리를 제거하여야 한다. 왜냐하면 꼬투리부분은 체내의 트리글리세리드의 수준을 높이기 때문이다.

따뜻한 물로 검은 목이버섯을 불리면 검은 목이버섯 중 빛알레르기물질의 피부에 대한 자극을 감소시켜 가렵고 아프며 부종이 생기는 현상 등을 피할 수 있다.

변질된 흰 목이버섯은 먹지 말아야 한다. 먹으면 중독반응이 생기는데 심각하면 생명이 위급할 수도 있다.

07 해조류

▶ **유효성분** 알긴산, 해조다당, 타우린, 킬프스, β-카로틴, 라미닌, 다원불포화지방산, 셀렌

● 지방을 낮추는 원리

해조류의 음식 중에는 킬프스, 해조다당은 헤파린과 비슷한 활성을 발휘하여 콜레스테롤을 낮출 수 있으며 혈전의 형성을 방지한다. 해조류 중에는 β-카로틴과 셀렌이 있는데 매우 강한 항산화작용이 있으며 효과적으로 혈액지질의 산화를 예방하며 혈액의 청결을 유지한다. 해조류가 함유한 타우린은 콜레스테롤의 분해를 촉진시킨다.

해조류 음식은 수용성식이섬유인 라미닌과 알긴산을 많이 함유하고 있는데 이들은 매우 강한 점성과 보수성이 있으며 물을 만나면 쉽게 교질을 형성하여 콜레스테롤을 감싸 혈액지질을 낮추는 작용을 한다.

● 기타 효능

혈당을 낮추고 보혈하며 비장을 윤활하게 하고 안구건조증을 예방한다. 혈압을 낮추고 이뇨와 부종해소작용을 하며 골격과 치아를 강화한다. 빈혈을 예방하며 소염과 열을 내리는 작용을 하며 대장암을 예방한다.

▶point 요리 전에 해조를 물에 2~3시간 불려 함유되어 있을지 모르는 비소를 제거한다. 물에 불리는 시간은 6시간을 초과해서는 안 된다. 물에 너무 오래 불리면 수용성 영양물질이 유실된다.

해조류 음식에는 다량의 철, 칼슘 등 영양원소가 함유되어 있으며 탄닌산과는 화학반응을 일으켜 영양물질의 흡수에 영향을 준다. 때문에 식용 후 바로 차를 마시거나 타르타르산을 함유한 과일을 먹지 말아야 한다.

갑상선기능항진환자, 임신부와 포유기의 여성은 해조류 음식을 먹지 말아야 한다.

08 호박·당근·토마토

▶유효성분 식이섬유, 리코펜, β-카로틴, 플라보노이드, 칼슘, 칼륨, 비타민A, 비타민B군, 비타민C, 비타민E

● 지방을 낮추는 원리

호박에는 비타민, 단백질, 여러 가지 아미노산 등 영양물질이 함유되어 있으며 전형적인 저지방식재료이다. 당근에는 β-카로틴이 함유되어 있는데 혈전의 형성을 방지하는 작용을 한다. 이는 β-카로틴이 아주 강한 항산화성을 가지고 있어 세포에 산화작용이 발생하는 것을 방지하기 때문인데 콜레스테롤의 침적을 감소시켜 혈액의 유통

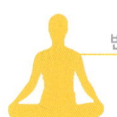

반드시 알아야 할 노인건강 생활

을 원활하게 하며 탄성을 유지하여 혈전의 형성을 방지하는 작용을 하기 때문이다.

    토마토에 함유되어 있는 리코펜은 콜레스테롤의 합성을 저지할 뿐만 아니라 또 아주 좋은 항산화제로서 LDL 콜레스테롤이 산화 후 혈관벽에 부착하는 것을 방지한다.

    호박, 당근 등 황색채소에는 플라보노이드가 대량 함유되어 있는데 외래저항으로 생긴 항산화물질로서 혈관내의 콜레스테롤을 낮추는 작용을 한다. 플라보노이드를 많이 섭취하면 비타민A, 비타민C, 비타민E 등이 산화되어 파괴되는 것을 방지하며 자유기저항에 이롭고, 심뇌혈관의 건강을 유지하는데 이롭다.

● **기타 효능**

    혈압을 안정시키며 아테롬성 동맥경화를 예방한다. 면역력 강화, 시력 보호, 백내장을 예방하는 기능이 있다. 혈당을 낮추며 피부를 세밀하게 하고 항암작용을 하며 변비를 예방한다.

▶ **point** 호박은 양고기와 마찬가지로 성질이 따뜻하기에 양고기와 함께 먹으면 안 된다.

    호박은 성질이 정체시키는 작용이 있으므로 기가 통하기 않거나 체열 또는 위열이 심한 사람은 삼가해야 한다.

09 감

▶ **유효성분** 식이섬유, 카테킨, 케르세틴, 안토시아닌, 리코펜, β-크립토그산틴, 나트륨, 칼륨, 마그네슘, 칼슘, 철, 망간

● **지방을 낮추는 원리**

    감 중의 카테킨은 효과적으로 트리글리세리드와 총콜레스테롤 함

량을 낮춘다. 케르세틴과 안토시아닌은 모두 슈퍼항산화제로서 효과적으로 혈관 중의 자유기를 제거하여 혈관의 탄성을 유지하며 콜레스테롤 함량을 낮춘다. 리코펜도 심혈관을 보호하는 작용을 하며 효과적으로 고지혈합병 등 여러 가지 심혈관 질환을 예방한다. 그리고 이상의 이런 유효성분은 모두 혈관경화와 뇌중풍의 발생을 방지한다.

그리고 감에 함유되어 있는 섬유량은 가히 과일의 으뜸이라고 할 수 있으며 사과의 3배가 되므로 장의 "최적의 청소부"라 할 수 있으며 콜레스테롤의 장내 침적을 감소시킨다.

● **기타 효능**

심혈관을 보호하며 청열해독한다. 혈압을 낮추고 치질성 출혈을 예방하며 변비를 치료하고 항암작용을 한다.

▶point 감을 고를 때 과일이 크고 균일하며 표면에 반점과 외상이 없으며 탄성이 있는 것이 좋다. 감은 오래 놔두면 안 된다. 무른 감은 선선한 그늘에서 2주간 보존할 수 있으며 단단한 감은 1개월 보존할 수 있다.

공복에 감을 먹으면 안 된다. 소화불량에 걸리기 쉽기 때문이다.

감은 성질이 찬 과일로서 신체가 약하고 병이 많으며 늘 감기에 걸리는 사람은 적게 먹어야 한다.

감은 신배추절임, 검은 대추, 게와 함께 먹지 말아야 한다.

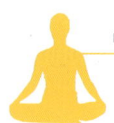

반드시 알아야 할 노인건강 생활

10 키위

▶ **유효성분** 비타민C, β-카로틴, 엽황소, 섬유소, β-크립토그산틴, 엽산, 판토텐산, 동, 칼슘, 철, 인, 비타민B6

● **지방을 낮추는 원리**

키위에 함유되어 있는 비타민C, β-카로틴, 엽황소 등은 모두 아주 좋은 항산화제로서 혈액지질수준을 조절하고 심혈관을 보호하는 효능이 있다. 연구에 의하면 매일 2~3개의 키위를 연속으로 일정한 기간 동안 먹으면 체내의 혈소판응집반응과 트리글리세리드 함량이 뚜렷하게 낮아진다. 때문에 키위를 자주 먹으면 효과적으로 혈중콜레스테롤 함량을 낮추며 심혈관 등의 질환을 예방할 수 있다.

● **기타 효능**

미용에 도움이 되고 열을 내리며 변이 잘 통하게 하고 항암작용을 한다. 면역력을 향상시키고 혈당을 낮추며 우울증을 예방한다.

▶ **point** 키위를 고를 때는 과실이 포만하고 과피융모가 많은 것이 좋다. 바로 식용하려면 과일향이 나고 꼭지가 무른 것을 선택하면 좋고 과피가 단단하면 실온에 숙성시켜 먹으면 된다.

키위는 칼륨 함량이 꽤 높으므로 신장병환자 혹은 칼륨입자섭취량을 제한하는 사람은 먹지 말아야 한다. 키위는 성질이 찬 과일로서 체질이 약하고 찬 사람, 위장이 좋지 못한 사람은 적게 먹어야 한다.

키위는 아질산염의 합성을 차단하므로 위암과 식도암의 발생확률을 낮춘다.

11 요거트

▶ **유효성분** 단백질, 비타민A, 비타민B, 비타민B2, 비타민B6, 비타민B12, 메티오닌, 시스틴, 칼슘, 마그네슘, 망간, 인

● **지방을 낮추는 원리**

고지혈환자가 요거트를 섭취하면 혈청 크리글리세리드와 콜레스테롤의 함량이 높아지는 것이 아니라 오히려 혈액지질을 낮추는 작용을 한다. 이 작용은 요거트 중의 유산균과 균체조각 그리고 단백질류 성분으로부터 온다.

● **기타 효능**

혈압을 낮추고 항종양작용을 하며 노화를 예방하고 장을 깨끗하게 하며 골격을 강건하게 하고 미용하며 탈모를 방지하고 변비를 예방한다.

▶ **point** 요거트를 살 때 자세히 제품의 포장에 있는 표지를 눈여겨보아야 한다. 특히 재료표와 상품성분표를 잘 보아 제품이 순 요거트인지 조미료를 넣은 요거트인지 과립을 넣은 요거트인지 구분하여야 한다. 고지혈환자는 저지방, 무당요거트를 선택해야 한다.

일반적으로 고지혈환자는 식후 30분~2시간 사이에 요거트를 마시는 것이 효과가 가장 좋다.

저녁에 요거트를 마실 때에는 요거트 중의 일부 균류와 산성물질이 치아에 일정한 영향을 주므로 마시고 나서 바로 양치질을 하여야 한다.

요거트의 열량이 우유보다 높다. 매 100g의 우유가 제공하는 열량이 72kcal인데 요거트는 이보다 더 높다. 때문에 비만형 고지혈환자는 탈지 그리고 저열량 요거트제품을 선택하여야 한다.

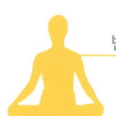
반드시 알아야 할 노인건강 생활

12 피망·시금치·브로콜리·셀러리·부추

▶**유효성분** 식이섬유, 식물스테롤, β-카로틴, 케르세틴, 엽산, 비타민B군, 칼슘, 칼륨, 마그네슘, 제아잔틴, 비타민A, 비타민C, 비타민E

● **지방을 낮추는 원리**

피망, 시금치, 브로콜리, 셀러리, 부추와 같은 녹색야채는 풍부한 식이섬유를 함유하고 있는데 위장의 연동을 자극하여 배변과 배독을 도우며 콜레스테롤의 배출속도를 가속화하고 지방대사에 유리하기에 고지혈을 제어하는 필수식품이다. 이들이 함유한 β-카로틴, 비타민C, 케르세틴과 엽황소는 모두 혈액지질수준을 조절하고 심혈관을 보호하며 항산화에 유효한 원소이다.

그리고 녹색야채가 함유한 식물스테롤구조는 인체 중의 콜레스테롤과 비슷한데 인체가 콜레스테롤을 흡수하는 과정에 참여하여 혈액 중의 콜레스테롤 농도를 낮춘다. 그중 브로콜리가 함유한 엽황소와 케르세틴은 LDL 콜레스테롤이 산화 후 혈관벽에 부착하는 것을 방지하며 아테롬성 동맥경화에 걸릴 확률을 감소시킨다. 셀러리의 추출물은 혈중지방을 낮추는데, 예를 들면 총콜레스테롤, LDL 콜레스테롤, 트리글리세리드의 작용이다.

● **기타 효능**

시력을 보호하고 갈증을 해소하며 혈압을 낮추고 이뇨해독하며 면역력을 강화하고 미용하며 변비를 예방하고 정서를 안정시키며 항암작용을 하고 노화를 방지한다.

▶point 시금치에는 칼륨 함량이 높은데 신장기능이 좋지 못한 사람은 많이 먹지 말아야 한다. 그리고 시금치에는 풍부한 비타민K가 함유되어 있는데 혈액의 응결을 도우므로 항응혈제를 복용하는 사람은 약효과에 영향이 있으므로 많이 먹지 말아야 한다.

13 사과·귤·포도·자몽

▶ **유효성분** 식이섬유, 안토사이닌, 펙틴, 반섬유소, 식물스테롤, 카로티노이드, 비타민C, 비타민P, 플라보노이드, 니코틴산

● **지방을 낮추는 원리**

사과, 귤, 포도, 자몽에는 풍부한 비타민P와 비타민C가 함유되어 있는데 인체의 항산화능력을 증가하고 지방의 침적과 혈관에 대한 파괴작용을 감소시킨다. 니코틴산은 지방의 대사과정에 참여하여 지방을 연소시키고 저밀도지질단백과 트리글리세리드 함량을 감소시키며 고밀도지질단백의 함량을 증가시키고 혈액지질수준을 조절한다.

그리고 사과, 귤, 포도에는 카로티노이드, 플라보노이드, 안토시아닌 등 영양물질이 함유되어 있는데 자유기의 침해를 막으며 혈관을 보호하고 지질산화침적을 제어한다. 펙틴과 반섬유소 등 수용성섬유는 물을 만나면 팽창하여 담즙산을 흡수하고 담염의 배설을 가속화하며 식이섬유는 물에 용해되지 않으며 위장의 연동을 촉진시키며 콜레스테롤의 흡수를 지연시킨다.

● **기타 효능**

아테롬성 동맥경화를 예방하고 항암작용을 하며 위장을 원활하게 하고 면역력을 향상시키며 뇌를 보양하고 건강하게 하며 식욕을 증진시키며 피부를 미백하고 변비를 예방하며 다이어트한다.

▶ **point** 과일 중의 비타민C는 가열 후 쉽게 파괴되므로 날로 과일을 먹는 것이 비타민C를 섭취하는 가장 좋은 방법이다.

포도껍질에는 많은 레스베라트롤과 안토시아닌이 함유되어 있는데 이는 고지혈환자에게 매우 이롭다. 때문에 깨끗하게 씻은 뒤 껍질까지 함께 먹으면 좋다.

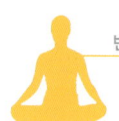

반드시 알아야 할 노인건강 생활

14 버섯류

▶ **유효성분** 식이섬유, 콜린, 핵산, 다당체, 티로신, 비타민B군, 옥시다아제, 칼슘, 마그네슘, 아연, 셀렌

● **지방을 낮추는 원리**

　버섯류 음식에 함유되어 있는 콜린, 티로신, 핵산 등 물질은 많은 보조 효소의 합성에 참여할 수 있으며 생물정보의 전달에 참여하여 인체내 지방대사를 촉진시키고 혈액지질을 낮춘다. 셀렌은 지질산화의 효능이 있으며 식이섬유는 콜레스테롤의 배출을 가속화하며 특히 수용성식이섬유는 소화도내의 콜레스테롤과 과다한 지방을 감싸 변으로 배출되게 하여 심혈관질환을 예방하고 개선하며 혈관수축을 완화시키고 지방을 감소시킨다.

● **기타 효능**

　신진대사를 조절하고 담결석을 해소하며 면역력을 강화하고 항암작용을 하며 정서를 안정시키고 혈압을 낮추며 변비를 개선하고 골격을 강건하게 한다.

▶ **point** 버섯을 요리할 때에는 80도 정도의 뜨거운 물에 불리는 것이 좋다. 하지만 너무 오래 불리면 영양물질이 유실되므로 오래 불리지 말아야 한다.

표고버섯에는 여러 가지 콜레스테롤을 낮추는 영양성분이 있지만 우산부분과 꼭지 쪽에는 푸린이 있으므로 통풍 등 증상이 있는 사람은 많이 먹으면 안 된다.

버섯을 재배하는 과정에 천연적인 방식으로 해충을 제거하기에 녹색건강식품이라고 할 수 있다. 버섯은 저당, 저지방, 저콜레스테롤, 저나트륨, 저열량 게다가 맛이 좋아서 영양학자들이 현대인들에 대한 음식건의에 완전히 부합되므로 고지혈증 환자와 건강한 사람들의 일상생활에서 자주 식용하는 건강식재료이다.

15 견과류 : 호두 · 잣 · 땅콩 · 캐슈넛 · 깨

▶ **유효성분** ω-3 불포화지방산, 레시틴, 리놀레산, 리놀렌산염, 레스베라트롤, 카로티노이드, 셀렌, 플라보노이드, 비타민A, 비타민E, 비타민B군

● **지방을 낮추는 원리**

호두, 잣, 땅콩, 캐슈넛, 깨 등 견과류는 아주 높은 영양가치가 있는데 이들이 함유하고 있는 많은 영양성분은 모두 혈액지질을 낮추는 효능이 있다. 예를 들어 ω-3 불포화지방산, 리놀레산, 리놀렌산염 등 불포화지방산은 혈중 콜레스테롤과 트리글리세리드의 함량을 낮추며 혈관벽에 부착되어 있는 콜레스테롤을 제거하여 혈액지질의 수준을 낮추어 혈액을 청결하게 하는 작용을 한다. 함량이 풍부한 비타민E는 지질산화를 감소시키며 파손된 혈관이 계속 악화되는 것을 방지하며 콜레스테롤의 부착을 방지한다.

견과에 함유되어 있는 레스베라트롤은 LDL 콜레스테롤 함량을 감소시키며 동시에 총콜레스테롤 함량을 감소시키며 지질과산화와 혈소판응집을 제어하여 효과적으로 아테롬성 동맥경화를 방지한다.

● **기타 효능**

시력을 향상시키고 기력을 도우며 변비를 개선하고 노화를 방지하며 뇌를 보하고 건강하게 하며 폐를 윤활하게 하고 기침을 멎게 하며 정서를 안정시키고 면역력을 강화한다.

▶**point** 호두 중의 영양원소는 공복에서 쉽게 흡수되지 않기에 가능한

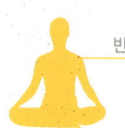

반드시 알아야 할 노인건강 생활

기타 음식과 배합하여 식용하여야 한다. 그리고 식용시 가능한 외피를 남겨야 한다. 이렇게 하면 완전한 영양을 섭취할 수 있다. 깨는 껍질을 함께 먹으면 소화가 잘 되지 않으므로 가능한 으깨거나 가루로 만들어 식용해야 영양섭취에 이롭다.

16 여주·오이·동과

▶ **유효성분** 식이섬유, 폴리펩타이드, propanoldiacid, 트리고넬린, 카란틴(Charantin), 비타민A, 비타민C, 비타민B군

● 지방을 낮추는 원리

카란틴은 여주의 쓴맛의 성분인데 그 작용은 장에서 장세포 구멍조직이 변하게 되어 지방, 다당 등 대분자가 진입하여 콜레스테롤과 트리글리세리드의 내원을 차단하여 비만, 고지혈, 고혈압, 고혈당을 예방하는 작용을 한다. Propanoldiacid와 트리고넬린 등 여러 가지 활성물질은 당류가 지방으로 전화하는 것을 제어하는 작용을 하므로 체내 지방의 축적을 방지할 뿐만 아니라 나머지 지방을 제거하기도 한다. 여주의 폴리펩타이드는 인슐린과 비슷한 작용을 발휘하여 혈당의 이용률을 높여 고혈액지질합병당뇨병환자가 식용하기에 아주 적합하다.

오이, 동과 중에 함유되어 있는 여러 가지 비타민은 아주 좋은 항산화제로서 혈액지질을 조절하는 효능이 있다.

● 기타 효능

미용, 다이어트, 면역력 강화, 열을 내리고 더위를 해소한다. 눈을 밝게 하고 해독하며 체내의 열을 내리고 부종을 해소한다. 통변과 소화를 도우며 노화를 방지하고 신진대사를 촉진시킨다.

▶point 오이는 무쳐서 먹는 것이 좋다. 절인 후 시간이 너무 오래 가게 되면 영양물질이 유실될 수 있다.

여주는 요리하기 전에 우선 끓는 물에 데쳐 초산 함량을 낮추는 것이 좋다.

여주는 성질이 찬 채소이므로 체질이 약하거나 월경기 여성, 수유기 여성은 많이 먹지 말아야 한다.

만성기관지염이 있는 환자는 오이를 많이 먹지 말아야 한다. 비위가 약한 사람은 많이 먹지 말아야 한다.

17 뿌리 식품류 : 고구마 · 감자 · 마 · 연뿌리 · 우엉

▶ **유효성분** 식이섬유, 교질, 점액단백, 카로티노이드, 폴리페놀, 사포닌, 비타민A, 비타민C, 비타민B군

● 지방을 낮추는 원리

고구마, 감자, 우엉에 함유되어 있는 교질은 물을 만나면 팽창하며 장내의 지방을 감싸 쉽게 장내를 통과하지 못하게 하여 지방의 흡수를 감소시킨다. 수용성섬유는 변의 양을 증가시키고 지방의 배출을 가속화한다. 그리고 우엉, 고구마는 일종의 점성단백이라는 물질을 함유하고 있는데, 단백질과 다당체의 결합물로서 콜레스테롤을 낮추고 피하지방의 축적을 감소시키며 소화기가 윤활하게 하고 보호하며 혈관벽의 탄성을 유지하게 한다.

마에는 대량의 점성단백이 함유되어 있는데 체중을 제어해야 하는 고지혈환자들에게 좋다. 풍부한 식이섬유는 지방과 유독물질을 흡착하여 혈관건강을 해치는 유해물질이 변을 따라 체외에 배출되도록 하고, 혈액지질을 낮추는 효능을 발휘하게 된다.

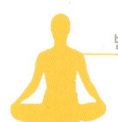

반드시 알아야 할 노인건강 생활

● 기타 효능

　　항암, 항노화, 원기를 보하고 혈액순환을 촉진시키며 장수하고 마음을 안정시키고 뇌를 보하며 체액의 분비를 촉진시키고 기를 보하며 소화를 촉진시키고 변비를 개선한다.

▶point 근경류음식은 전분 함량이 높으므로 주식으로 많이 먹으면 쉽게 고열량을 축적하게 된다. 때문에 적당히 섭취해야 한다.
　　감자, 마 등은 모두 쉽게 산화하는 물질을 다량 함유하고 있으므로 썰었을 때 바로 소금물에 담가야 산화되어 검게 되는 것을 방지할 수 있다.

18 심해어류 : 참치 · 고등어 · 연어 · 꽁치

▶ **유효성분** ω-3 불포화지방산, 타우린, EPA, 비타민E, 비타민B군, DHA, 아연, 셀렌, 크롬

● 지방을 낮추는 원리

　　참치, 고등어, 연어 등은 모두 심해어류에 속하는데 함유하고 있는 ω-3 불포화지방산은 체내의 콜레스테롤 부착을 감소시켜 혈액순환을 원활하게 유지시킨다. 함유하고 있는 여러 가지 비타민은 지질산화 및 침적을 방지하는데 특히 심해어가 함유하고 있는 비타민B2는 체내의 지방과 당대사보조효소의 구성물질이다. 비타민E는 파손된 세포의 복원을 가속화시키며 혈관내벽세포가 파손되어 지질이 침적되는 것을 방지한다. 그리고 심해어에는 타우린이 많이 함유되어 있어 지방간과 혈액지질상황을 개선할 수 있다.

● 기타 효능

　　세포를 활성화시키고 시력을 보호하며 만성질환을 예방하고 면역

력을 향상시키고 노화를 지연시키며 피로를 해소하고 갱년기 불편증상을 감소시킨다.

▶point 심해어류는 굽거나 튀기는 방식으로 요리를 하면 ω-3 불포화지방산이 쉽게 파괴되므로 날로 먹거나 쪄서 먹으면 좋다.

타우린을 많이 섭취하려면 물고기 등을 많이 먹어야 하며 불포화지방산을 보충하려면 지방이 많은 부위를 선택해야 한다. 예를 들면 물고기 배 부위가 있다.

심해어에는 풍부한 동물성 단백질과 인이 함유되어 있으며 영양이 풍부하고 맛이 좋아 쉽게 인체에 소화, 흡수된다. 물고기 기타 부분은 어간유, 어교, 어분 등을 만들 수 있다. 그리고 바닷물은 유동성이 강하여 살균작용이 있으므로 심해어 육질에는 유해물질의 함량이 담수어보다 아주 적으며 식용하기에 비교적 안전하다.

19 뿌리채소류 : 마늘·양파

▶ **유효성분** 황화물, 비타민C, 셀렌, 케르세틴, 프로스타글란딘, 시스테인, 알리신

● **지방을 낮추는 원리**

마늘과 양파에는 여러 가지 황화물이 함유되어 있는데 직접적으로 간의 콜레스테롤 합성을 제어하여 혈관을 확장시키고 혈액지질을 낮추며 혈전과 아테롬성 동맥경화의 발생을 예방한다. 비타민C와 미량원소 셀렌은 혈액지질의 산화침적을 방지하고 이미 침적된 콜레스테롤을 분해한다. 케르세틴은 콜레스테롤이 자유기의 공격을 받는 것을 방지하여 혈관의 건강을 보호하고 종양의 발생을 방지한다. 양파와 마늘에 함유되어 있는 프로스타글란딘은 혈관확장을 통하여 혈액순

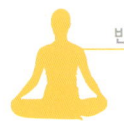

반드시 알아야 할 노인건강 생활

환을 가속화시키고 혈액의 점성을 낮추며 혈전의 형성을 예방한다.

● 기타 효능

심혈관질환을 예방하고 혈당을 낮추며 감기를 예방하고 피로를 해소하며 항암작용을 하고 노화를 방지하며 살균작용을 하고 혈압을 낮추며 면역력을 강화한다.

▶point 양파와 마늘이 함유하고 있는 여러 가지 황화물은 식재료가 잘 리거나 파괴되었을 때 휘발되어 나오기에 양파와 마늘은 다진 뒤 15분 후에 다시 식용하여야 한다.

마늘은 절이는 시간이 너무 길면 유효성분이 파괴된다. 발아한 마늘은 식이치료 효과가 미흡하므로 많이 먹지 말아야 한다.

양파에 함유되어 있는 매운 물질은 눈을 자극하기에 안질환이 있거나 눈이 충혈되었을 때는 양파를 썰지 말아야 한다.

위염 환자는 마늘을 날로 먹지 말아야 한다.

20 차

▶유효성분 녹차 폴리페놀, 플라보노이드, 비타민C, 비타민E, 카테킨, 니코틴산

● 지방을 낮추는 원리

차에 함유되어 있는 녹차 폴리페놀과 녹차에 특유한 폴리페놀물질 카테킨은 항산화작용이 특별히 강하므로 혈액 중의 자유기를 제거하고 지질산화침적을 방지하며 혈관벽이 두꺼워지는 것을 제어하고 동맥이 좁아지는 것을 방지하고 혈전을 예방하고 중풍의 발생을 예방한다.

● 기타 효능

항암, 소염살균, 원기를 회복시키고 머리를 맑고 깨끗하게 하며 충치를 예방하고 변비를 개선한다.

▶point 찻잎에는 여러 가지 영양소가 함유되어 있는데 뜨거운 물로 타게 되면 대량으로 유실되며 적은 양의 칼륨, 아연, 망간이 남는다. 찻잎으로 요리를 하게 되면 완전하게 여러 가지 유익한 물질을 섭취할 수 있다.

녹차를 탈 때는 수온을 80~90도로 조절하여야 한다. 녹차가루를 탈 때는 40~60도 정도의 따뜻한 물에 타면 된다.

찻잎을 탄 첫 번째 물은 마시지 말고 한 번 흔들어서 버린다. 타 놓은 차는 30~60분 내에 마셔야 한다. 그렇지 않으면 영양성분이 사라진다.

녹차가루는 너무 짙게 타지 말고 2g의 녹차가루에 450ml의 끓는 물을 넣으면 적합하다. 그렇지 않으면 위액의 분비에 영향을 주게 된다.

공복에 차를 마시지 말아야 한다. 위장이 상하기 쉽기 때문이다.

21 레드 와인

▶ **유효성분** 플라보노이드, 안토시아닌, 레스베라트롤, 레드 와인 폴리페놀, 칼슘, 철, 인, 칼륨

● 지방을 낮추는 원리

레드 와인은 포도를 통째로 발효시켜 만들었기에 포도껍질이 함유하고 있는 안토시아닌, 레스베라트롤과 레드 와인 폴리페놀을 보유하고 있다. 이들은 모두 항산화력이 강한 식물활성성분으로서 혈관의 파손을 복원시키고 LDL 콜레스테롤의 산화를 방지하고 혈관내피에

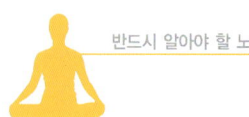

반드시 알아야 할 노인건강 생활

들어가 반점을 형성하여 효과적으로 혈전의 생성의 확률을 낮추어 고혈액지질증을 예방한다.

● 기타 효능

심혈관계통을 보호하며 혈액순환을 가속화시키고 보혈하며 정신을 안정시키고 항암작용을 하며 미용에 도움이 되고 노화를 방지하고 면역력을 강화한다.

▶point 레드 와인은 알코올을 함유하고 있고 열량도 높은 편이므로 매일 마시는 양은 120ml를 초과하지 않는 것이 좋다.

레드 와인은 가열하면 대부분의 알코올이 휘발되며 동시에 레드 와인을 요리할 때 넣으면 내열 영양소가 남아 음식의 맛을 더해준다.

레드 와인은 오래된 것일수록 좋은 것이 아니다. 왜냐하면 특별히 좋은 와인이라야 오래 보존할 수 있는 능력이 있기 때문이다.

레드 와인은 저녁에 마시면 보건효과가 제일 좋다. 왜냐하면 저녁에 인체의 소화와 흡수속도가 상대적으로 느리기에 혈액 속에 들어간 알코올농도가 서서히 상승하기에 안정적인 수면과 압력의 평형을 이루는데 아주 좋은 효과가 있다.

22 강낭콩

▶ **유효성분** 식이섬유, 당류, 단백질, 저항성 녹말, 카로티노이드, 이소플라본, 비타민B군, 비타민C, 칼슘, 철

● 지방을 낮추는 원리

강낭콩은 풍부한 비타민B군을 함유하고 있어 체내의 혈액지질대사를 촉진시키고 식이섬유는 콜레스테롤의 산화를 방지하고 혈액지질의 상승을 제어하기에 고지혈환자에게는 가장 적합한 식재료 중의

하나이다.

그리고 강낭콩은 일종의 저항성 녹말을 함유하고 있는데 신체가 당류에 대한 흡수를 지연시키기에 고지혈합병당뇨병 환자에게 매우 이로우며 심혈관 질환의 발생을 방지한다.

● 기타 효능

미용, 발육촉진, 빈혈예방, 변비개선, 시력보호, 조혈보혈, 위장기능강화, 월경통을 개선한다.

▶point 콩에는 풍부한 식물성단백이 함유되어 있다. 콩, 흑두, 강낭콩 뿐만 아니라 편도, 원두, 잠두 등도 고지혈환자에게는 괜찮은 선택이다.

강낭콩은 쉽게 헛방귀가 나게 하므로 위장이 불편하지 않으려면 매일 적은 양을 섭취하는 것이 좋으며 천천히 씹고 물이나 탕을 마셔 위장에 습관이 되도록 해야 괜찮다.

요리하기 전 강낭콩은 콩실을 뽑아야 맛에 영향이 없으며 소화가 잘 된다. 요리시간은 길게 하는 것이 좋으며 푹 익혀야 한다. 강낭콩에는 대량의 사포닌과 혈구응집소가 함유되어 있는데 완전히 익지 않으면 식중독을 일으킬 수 있기 때문이다.

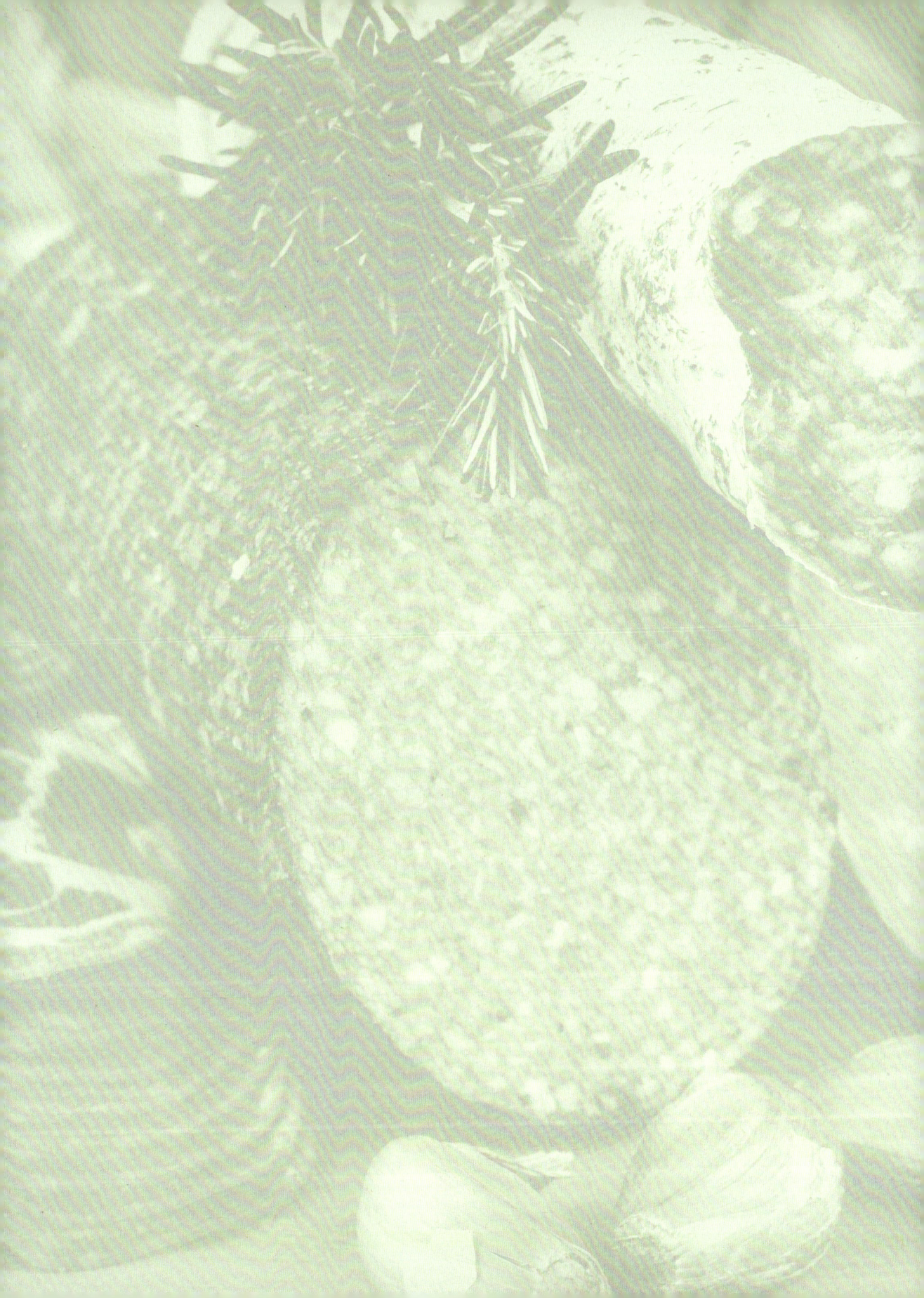

반드시 알아야 할 노인건강 생활

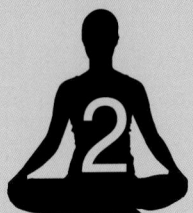

Section 2

전문가가 말하는 금기 식품

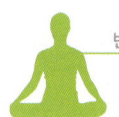

반드시 알아야 할 노인건강 생활

01 고지혈 환자의 금기 식품

▶연구에 의하면 고지혈은 식습관과 뚜렷한 관계가 있다고 한다. 예를 들면 고기, 해산물, 단 음식을 자주 먹는 사람은 담백하게 먹는 사람보다 고지혈에 걸릴 확률이 더 높다. 이는 이런 음식에는 모두 높은 콜레스테롤과 지방이 함유되어 있기에 대량으로 섭취하게 되면 체내의 콜레스테롤과 지방 함량이 많아져 고지혈을 초래하게 된다. 그리고 사람들은 흔히 나이가 많은 사람만 고지혈증에 쉽게 걸린다고 생각하고 있는데 이런 관념은 편파적인 것이다. 때문에 혈중 콜레스테롤과 지방의 침적을 예방하려면 반드시 하루빨리 해결하고, 건강한 음식습관을 일상생활의 모든 과정에 일관되게 하여야 하며 고콜레스테롤 음식은 적게 먹거나 먹지 않는 원칙을 엄격히 준수하여야 한다.

▶**음식원칙**: 살코기, 물고기, 새우, 게 등 음식의 1일 섭취량을 250g 이내로 제어한다. 통상적으로 계란 노른자 하나에는 250mg의 콜레스테롤이 함유되어 있다. 때문에 만약 이미 250g의 육류 등을 식용하였으면 계란은 먹지 말아야 한다. 만약 당일 음식이 과일, 채소류음식 위주였다면 적당히 1~2개의 계란을 먹어도 괜찮다.

▶**음식 조리원칙**: 요리할 때 가능한 무치거나 데치고, 찜을 하거나 물에 끓이는 방법을 선택하며 기름에 튀기는 것을 피해야 한다.

▶간식을 적게 먹어야 한다. 간식을 선호하는 사람들은 가능한 소시지, 치킨, 감자튀김, 아이스크림 등 식품을 적게 먹어야 한다. 왜냐하면 이런 식품에는 지방과 콜레스테롤 함량이 매우 높기 때문이다.

02 탄산음료

▶ **소개** 탄산음료에는 많은 종류가 있는데 이들이 함유한 양의 이산화탄소는 살균, 세균을 제어하는 작용을 하며 증발을 통하여 체내의 열량을 가져가기에 체온을 낮추는 작용을 한다. 때문에 무더운 여름에 많은 사람들이 선호하고 있다.

● **전문가 소견**

가능한 적게 마셔야 한다.

● **금기이유**

- **혈액지질을 빠르게 높이는 원인이다.** 탄산음료에는 대량의 정제설탕이 함유되어 있어 혈액지질을 향상시킨다. 때문에 고지혈환자는 많이 마시지 말아야 한다.
- **배가 붓는다.** 고지혈환자는 일반적으로 위장이 불편한 증상을 동반하고 있는데 이때 탄산음료를 많이 마시면 위 속에서 탄산음료가 방출하는 이산화탄소가 배가 붓는 것을 가중화시켜 식욕이 저하된다. 특히 시원한 탄산음료는 위장기능의 장애를 일으킬 수도 있다.
- **인체의 수분 부족을 가중시킨다.** 탄산음료에는 10% 정도의 당분과 일정량의 카페인이 함유되어 있어 탄산음료는 고침투 음료에 속한다. 때문에 인체의 배뇨를 가속화하여 인체에 충분한 수분을 공급해주지 못하고 오히려 인체의 물 부족을 가속화시킨다.
- **비만의 위험성이 높아진다.** 탄산음료는 고열량 저영양 음료의 전형적인 대표로서 많이 마시게 되면 비만의 위험성이 증가되는데 비만은 또 고지혈, 신장병, 관상동맥경화증, 고혈압 등 환자들에게는 반드시 피해야 하는 질환이다.
- **카페인 함량이 높다.** 연구에 의하면 대량으로 카페인을 함유한 음

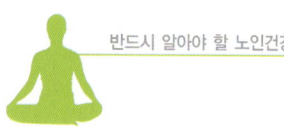
반드시 알아야 할 노인건강 생활

료를 마시면 혈액지질이 재빠르게 상승하여 쉽게 아테롬성 동맥경화를 일으킨다. 때문에 고지혈환자는 탄산음료를 많이 마시면 증상의 악화를 초래하게 된다. 동시에 탄산음료속의 카페인은 쉽게 사람들에게 의존성이 생기게 하므로 늘 마시던 사람이 갑자기 마시지 않으면 두통이 오고 쉽게 화내며 위가 불편한 등 여러 가지 증상이 나타나게 된다.

03 납육(蠟肉: 절여 말린 돼지고기)

▶ **소개** 납육은 신선한 고기를 소금, 간장, 회향 등 조미료에 넣어 절여서 만든 돼지고기인데 일부 지방에서는 절인 고기를 다시 훈제한다. 그 맛이 독특하여 남북 각지 음식점과 서민들의 식탁에서 흔히 보이는 식재료다.

● **전문가 소견**

가능한 적게 먹어야 한다.

● **금기이유**

- **염분이 너무 많다.** 납육은 일반적으로 삼겹살로 절이는데 많은 소금이 필요하다. 때문에 염분 함량이 기준치를 초과하여 자주 먹으면 신장부담이 커져 혈액지질이 상승한다.
- **지방 함량이 높다.** 납육의 지방 함량은 아주 높으며 포화지방산 위주이므로 심혈관에 극히 불리하다. 때문에 고지혈과 심혈관합병증이 있는 환자는 먹지 말아야 한다.
- **아질산염 함량이 높다.** 납육의 보존기간을 연장하기 위해 만드는 과정에서 일정량의 아질산염을 첨가하기 때문이다. 대량으로 아질산염이 들어있는 식품을 자주 먹으면 간의 부담과 암에 걸릴 위험

이 증가한다.
- **세균이 표준치를 초과한다.** 납육은 세균이 표준치를 초과하거나 지방산이 부패하는 문제가 생긴다. 납육은 오랜 시간 보존하므로 일종의 육독간균이 쉽게 기생한다. 그 아포는 고온고압과 강산성에 대한 내력이 매우 강하므로 쉽게 위장점막을 통과하여 인체에 진입하여 몇 시간 혹은 하루 이틀 사이에 중독을 일으킨다.

04 고구마고지

▶ **소개** 고구마고지는 얇고 아삭아삭하며 향이 좋고 맛이 독특하며 휴대하기 편리하여 많은 사람들이 선호하고 있는 주전부리이다.

● **전문가 소견**

가능한 적게 먹어야 한다.

● **금기이유**
- **영양성분이 부족하다.** 고구마고지는 맛있지만 영양성분은 상대적으로 부족하다. 그리고 맛을 내거나 보존의 편리를 위해 적지 않은 염분, 에센스, 방부제 등 건강에 좋지 않은 성분을 많이 첨가하였기에 고지혈환자는 가능한 적게 먹어야 한다.
- **암을 유발한다.** 고구마고지에는 많은 기름이 있는데 이런 튀긴 인스턴트 음식의 기름은 질 좋은 기름이 아니다. 게다가 감자나 고구마는 고온에 튀기면 비타민을 상실하며 헤테로사이클릭 아민(Hetercyclic amine) 물질이 생성되는데 많이 먹으면 간을 손상시키고 생장발육이 지연되며 생육기능이 감퇴되며 강렬한 암을 일으키는 작용도 한다.
- **알루미늄 함량이 높다.** 고구마고지에는 일정량의 알루미늄이 존재

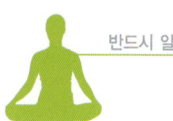

하는데 알루미늄은 인체의 필수적인 미량원소가 아니다. 도리여 건강을 해치는 식품오염물질이다. 장기간 알루미늄 함량이 높은 식품을 식용하면 신경계통에 문제가 생겨 기억력이 떨어지며 시각과 운동조화능력이 낮아지며 엄중하면 치매를 초래할 수 있다. 그리고 인체가 과량의 알루미늄을 섭취하면 골격의 성장을 제어하며 골연화증이 발생한다.

- **열량이 높다.** 고구마고지는 고당, 고열량, 고지방, 저비타민의 특점을 한몸에 지니고 있어 고지혈환자가 비만과 심혈관질환 등 합병증이 발생할 위험이 커진다.

05 송화단

▶ **소개** 송화단은 피단이라고도 하는데 석회 등 원료로 절인 것으로서 중국의 독창적인 생식(生食)알제품이다. 껍질을 까면 교질이 굳은 상태의 알 중에 소나무 잎 같은 결정이나 무늬가 있어서 생긴 이름이다.

● 전문가 소견

가능한 적게 먹어야 한다.

● 금기이유

- **콜레스테롤 함량이 높다.** 비록 송화단은 일정한 영양과 보건가치가 있지만 고지혈환자는 많이 먹으면 안 된다. 왜냐하면 인체의 혈액지질이 제어가 잘 되지 않으면 지질대사문란이 생기며 혈액지질이 높아진다. 송화단은 콜레스테롤 함량이 높으므로(매 100g에 콜레스테롤이 550mg) 식후 혈중 콜레스테롤 함량이 높아져 지질대사문란이 가중되며 고혈액지질, 동맥경화증 등 질환이 발생할 확률이 높아진다.

- **음식중독을 일으킬 수 있다.** 공법이 특수하기에 송화단은 만든 뒤에 세균의 오염에 취약하다. 식품전문가의 연구에 의하면 깨끗할 것 같은 송화단 껍질표면에 400~500개의 세균이 있었고 깨끗하지 못한 송화단 껍질에는 세균수가 놀랄 정도로 많아 1.4~4억개나 된다고 하는데 이런 세균은 껍질의 틈을 따라 알 속에 들어가게 된다고 한다. 전문가들은 또 이런 세균은 주로 장염을 일으키는 살모넬라균이며 인체에 들어간 후 대량으로 장 내벽에 부착하여 일정한 시간이 지나면 독성이 강한 내독소로 변해 중독현상을 일으킨다. 때문에 껍질이 깨끗하지 못한 송화단은 먹지 말아야 하며 고지혈환자는 더욱 그러하다.

▶ **point** 송화단의 노른자에는 대량의 단백질이 있는데 분해 후 아미노산이 된다. 때문에 송화단의 노른자는 보통적인 계란보다 맛이 더 좋다. 그러나 송화단은 염기성이 너무 강하므로 건강한 인군도 많이 먹으면 안 되며 고지혈환자는 더욱 식용해서는 안 된다.

06 돼지간

▶ **소개** 간은 동물체내에 자양분을 저축하고 해독하는 중요한 기관으로서 풍부한 영양물질을 함유하고 있다. 특히 돼지간에는 풍부한 철이 함유되어 있으므로 흔히 식용하는 보철, 보혈음식이며 그 영양성분은 돼지고기의 10여 배에 달한다. 돼지간을 식용하면 빈혈환자들의 조혈계통의 생리기능을 조절하고 개선할 수 있으나 고지혈환자들은 돼지간을 조심하여 식용하여야 한다.

● **전문가 소견**
가능한 적게 먹어야 한다.

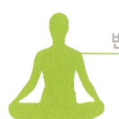

● 금기이유

- 콜레스테롤 함량이 높다. 돼지간은 아주 좋은 식이요법의 작용을 하지만 고지혈환자들에게는 적합하지 않다. 왜냐하면 돼지간에는 꽤 높은 콜레스테롤(100g에 콜레스테롤이 368mg 함유되어 있다)이 함유되어 있으며 식후 혈중콜레스테롤 함량이 증가하여 지질대사의 문란을 가중시킬 수 있다.
- 인, 칼륨 함량이 높다. 돼지간에는 풍부한 인(매 100g에 인이 330mg 함유되어 있다), 칼륨(매 100g에 칼륨이 300mg 함유되어 있다)이 함유되어 있어 고지혈합병신장질환을 일으키는 칼륨, 인 대사장애자가 식용하면 증상을 가중시킬 것이므로 먹지 말아야 한다.
- 포화지방산 함량이 높다. 동물내장류 음식은 대량의 포화지방산과 콜레스테롤을 함유하고 있는데 이는 심장질환을 일으키는 중요한 음식요소이다. 장기간 대량으로 동물내장류 음식을 식용하면 심혈관질환과 악성종양(예를 들면 결장암, 유선암)의 위험을 대폭적으로 증가시킨다.

▶point 간혈부족으로 인한 시력저하, 야맹증, 안구건조증 등 질환이 있는 사람은 돼지간을 식용하기 적합하며 기혈이 허약하고 안색이 노랗고 철결핍성빈혈환자는 많이 먹어야 하며 방사선치료와 화학치료를 받고 있는 암환자들도 돼지간으로 영양을 보충 할 수 있다.
돼지간은 꿩고기, 참새고기 및 물고기와는 함께 먹지 말아야 한다.

07 돼지기름

▶ **소개** 돼지기름은 대유, 훈유라고도 하며 백색 혹은 황백색으로서 특수한 향이 난다. 돼지기름의 지방산 성분 중에는 포화지방산이 약 43%를 차지하며 유산(단불포화지방산)이 약 44%를 차지한다. 리놀레산과 리놀렌산염(다중불포화지방산)이 약 9%이고 기타 지방산이 약 3%를 차지한다.

고지혈환자는 반드시 음식 중의 돼지기름 등 동물성지방의 섭취량과 섭취비례를 제어해야 하며 가능한 저지방식물유를 선택해야 한다.

● **전문가 소견**

가능한 적게 먹어야 한다.

● **금기이유**

- *많이 먹으면 질병에 걸릴 확률이 높아진다.* 돼지기름에는 꽤 많은 포화지방산과 콜레스테롤이 있는데 포화지방산은 인체가 콜레스테롤에 대한 흡수를 촉진시켜 혈액 속의 콜레스테롤의 함량을 증가시킨다. 그리고 포화지방산은 또 쉽게 콜레스테롤과 결합하여 혈관 속에 침적하여 아테롬성 동맥경화를 초래하고, 고지혈합병고혈압, 동맥경화, 뇌중풍 등 질환에 걸릴 위험을 증가시킨다. 때문에 고혈액지질인군은 돼지기름을 식용하기에 적합하지 않다.

- *많이 식용하면 비만을 초래한다.* 돼지기름은 매우 높은 열량을 제공하므로 전형적인 고열량지방이다. 자주 식용하면 고지혈환자의 체중을 증가시키는데 이는 고지혈환자가 체중을 조절하는데 아주 불리하다. 때문에 체중을 제어해야 하는 고지혈환자는 가능한 적게 먹거나 돼지기름으로 조리한 요리를 먹지 말아야 한다.

▶ point 돼지기름은 무침이나 튀긴 음식에는 적합하지 않다. 돼지기름

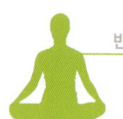
반드시 알아야 할 노인건강 생활

으로 맛을 내려면 뜨거울 때에 진행해야 한다. 돼지기름은 식으면 비린내가 나서 식욕에 영향을 주기 때문이다.

노인, 비만자와 심뇌혈관질환자들은 식용하기에 적합하지 않다. 감기에 걸리거나 설사를 하는 사람은 삼가 하여야 한다.

돼지기름은 매실과 함께 식용하지 말아야 한다. 그렇지 않으면 건강에 불리하다.

08 아이스크림

▶ **소개** 아이스크림의 주요원료는 물, 우유, 계란, 감미료, 지방과 기타 식품첨가제이다. 예를 들면 향료, 안정제, 유화제, 색소 등이다. 그중 우유는 신선한 우유, 분유, 연유, 희석한 우유, 유청분 등이며 계란은 신선한 계란, 얼음노른자, 노른자분말, 계란분말 등으로 일상생활에서 사람들이 선호하는 식품이다.

● **전문가 소견**

가능한 적게 먹어야 한다.

● **금기이유**

- **영양가치가 떨어진다.** 아이스크림의 에너지밀도가 비록 매우 높지만 영양소의 함량은 풍부하지 않다. 주된 영양소가 지방과 당이기에 쉽게 비만을 초래하고 혈당을 높인다. 식전에 먹으면 체온의 저하로 위장을 자극하여 식욕이 떨어진다.
- **속이 느긋해진다.** 아이스크림의 고지방성분은 흔히 위장의 소화를 방해하며 식도 역류를 초래하기도 한다. 때문에 많은 사람들이 공복에 아이스크림을 먹으면 속이 느긋하거나 속이 쓰린 증상이 나타난다.

Section 02

- **많이 먹으면 동맥경화에 쉽게 걸린다.** 아이스크림에는 흔히 인공지방산이 함유되어 있다. 예를 들면 인조버터, 인조크림, 쇼트닝 등이다. 대량으로 인조지방산을 섭취하면 LDL 콜레스테롤(이 수준이 높아지면 동맥경화의 위험이 있다)이 높아지고 HDL 콜레스테롤(이 수준이 높아지면 동맥경화의 위험이 낮아진다)이 낮아져 고지혈환자가 동맥경화합병증에 걸릴 위험이 증가하게 된다.
- **당 함량이 높다.** 아이스크림은 당분 함량이 매우 높다. 불완전 통계에 의하면 매 100g의 아이스크림에는 35g의 당분이 함유되어 있어 고지혈, 비만, 심뇌혈관질환 등 만성질환의 발병위험성이 높아진다.

반드시 알아야 할 노인건강 생활

Section

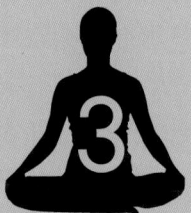

전문가가 추천하는 상용 중약

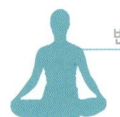
반드시 알아야 할 노인건강 생활

중약의 지방 감소작용

의학연구에 의하면 전통 중약재 중의 많은 성원들이 콜레스테롤을 낮추는데 아주 좋은 임상효능이 있어 많은 고지혈과 기타 관련질환의 환자들에게 희소식을 가져다 주고 있다고 한다. 예를 들면 중약이 콜레스테롤을 낮추는데 아주 뚜렷한 작용이 있는데 이는 아래의 몇 가지 면을 통하여 실현된다.

▶장내에서 작용을 발휘하는데 콜레스테롤의 배설을 촉진시킨다. 예를 들면 호장, 결명자, 하수오 등이다.
▶일부 중약에는 식물스테롤이 함유되어 있는데 장내 콜레스테롤의 흡수를 제어한다. 예를 들면 포황, 녹두 등이다.
▶콜레스테롤, 트리글리세리드의 합성을 방해한다. 예를 들면 택사, 강황, 인진 등이다.
▶지방산화대사를 촉진시켜 지방이 간에 침적되는 것을 감소시킨다. 예를 들면 단삼, 홍화 등이다.
▶반점을 해소하며 지방의 축적을 감소시킨다. 예를 들면 여정자 등이다.

01 은행잎

▶ **별칭** 압각자(鴨脚子), 백과잎

• **성상과 약리작용** 맛이 달고 쓰며 떫고 성질이 평하며 심, 폐경에 속한다.

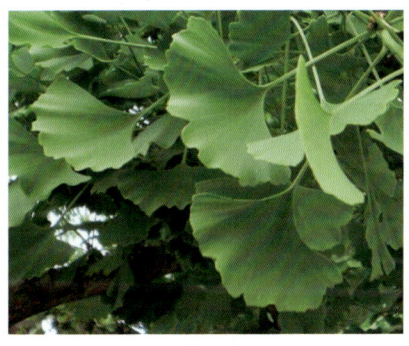

　은행잎은 매우 높은 약용가치가 있는 중약으로서 그 약리작용은 끊임없이 의학계에 인식되고 있으며 임상응용범위도 점차 확대되고 있다. 은행잎은 은행나무에서 나는데 이 사람들에게 "활화석"이라고 불리는 나무는 2억 5천여년 전에 이미 우리나라에서 제일 번성하는 식물중 하나였다. 천억년의 지구변동을 경과하였지만 지금도 제일 원시적인 모습을 유지하고 있으며 지금의 "신기한 의료나무"로 변화 발전하였다.

▶ **건강상 효능** 혈액순환을 촉진시키고 협심증을 예방하고 혈액지질을 낮춘다.

▶ **지방을 낮추는 원리** 은행잎의 주요성분은 플라본류 화합물인데 이는 일종의 강한 혈소판활성인자 제어제이다. 인체에서의 주요작용은 혈관장력을 강화하고 관상동맥을 확장시키며 혈관을 나른하게 하고 혈관의 침투성을 강화하고 혈액지질과 콜레스테롤, 트리글리세리드를 낮추어 혈액지질과 혈액점성을 낮추는 효능을 발휘한다.

▶ **point** 은행잎은 찻잎, 국화와 함께 우려서 마시면 안 된다.

　은행잎에는 많은 긴크골릭산이 함유되어 있는데 긴크골릭산은 독성이 있다. 일반적으로 사온 은행잎은 가공과 추출과정을 거

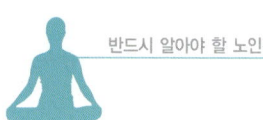

치지 않았으므로 긴크골릭산 함량이 매우 높다. 때문에 복용시 주의하여야 한다.

02 여정자

▶ **별칭** 여정실(女貞實), 동청자(冬靑子), 폭격조(爆格蚤), 백랍수자(白蠟樹子)

• **성상과 약리작용** 맛이 쓰고 달며 성질이 차다. 간, 신장경에 속한다.

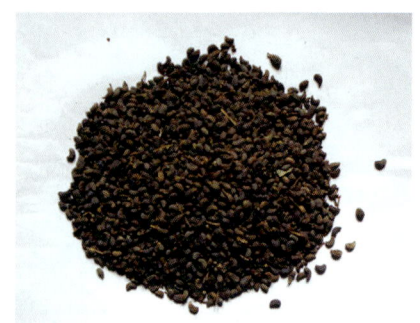

　여정자는 목서과 목본식물로서 절강, 강소, 호남, 사천, 복건 등지에서 자란다. 자주 여정자술을 마시면 면역력을 향상시키고 강심작용을 하고 이뇨작용이 있다. 여정자는 또한 간을 보하고 기침을 멎게 하며 설사에 이롭고 살균, 항암 등 작용을 한다. 그리고 여정자는 숙지황, 토사자, 구기자 등과 함께 쓰면 눈이 침침한 것을 치료하는 효능이 있다. 먹한련, 오디 등과 함께 사용하면 머리가 새하얗게 되는 것을 치료하는 효능이 있고 지골피, 생지황과 함께 쓰면 음허를 치료하고 발열하는 것을 치료하는 효능이 있다.

▶ **건강상 효능** 간과 신장에 이로우며 음허를 보양하고 눈을 밝게 하며 혈액지질을 낮춘다.

▶ **지방을 낮추는 원리** 여정자가 함유하고 있는 올레아놀산은 혈청 총콜레스테롤을 낮추고 LDL 콜레스테롤과 극저밀도지질단백콜레스테롤의 함량을 낮추며 HDL 콜레스테롤 함량을 높여 혈액지질을 낮추는 작용을 한다.

▶point 제시 : 달여서 복용한다. 6~12g/일.

고르는 비결 : 알이 크고 포만하며 색이 흑자색인 것이 좋다.

복용금기 : 고대 의약서에 따르면 비위를 보하는 약과 홍피망색의 따뜻하게 하는 종류의 약을 함께 복용하면 복통과 설사를 할 수 있다고 하였다. 다시 말하면 비위가 약하고 설사를 하는 사람과 양허한 사람은 여정자를 복용하지 말아야 한다.

03 황정

▶ **별칭** 토령지, 산생강, 동청자
- **성상과 약리작용** 맛이 달고 성질이 평하며 비장, 폐, 신장경에 속한다.

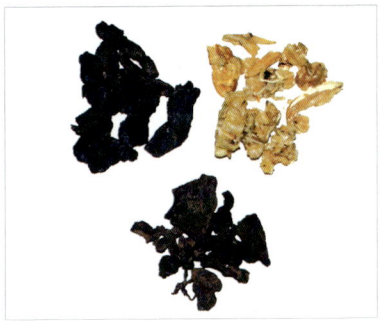

황정은 광범위하게 우리나라의 동북, 화북 등지에 분포되어 있으며 기혈을 돕고 오장을 조화시키며 근육과 골수를 강건하게 하며 음허를 보하는 등 작용이 있다. 현대의약연구에서는 약차동원(藥茶同源), 의식동원(醫食同源)의 이론에 근거하여 전통적인 공예와 현대적인 기술을 이용하여 황정을 가늘고 긴 모양과 분립모양으로 만들고 거기에 독특한 배합방법으로 부동한 비례와 부동한 품종, 부동한 급별의 차를 배합하여 건강상 효능이 강한 음료를 만들어 낸다. 장기간 마시면 건강에 이롭고 장수하는 작용을 한다.

▶ **건강상 효능** 음허를 보양하고 기운을 도우며 비장을 튼튼하게 하고 신장을 보하며 혈액지질을 낮춘다.

▶ **지방을 낮추는 원리** 황정에 함유되어 있는 황정사포닌은 혈액지질의

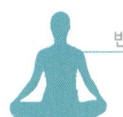

반드시 알아야 할 노인건강 생활

총콜레스테롤, 트리글리세리드 함량을 낮추며 지방을 낮추는 효과가 뚜렷하다. 그리고 황정은 효과적으로 지방이 조직혈관 속에 침적하는 것을 방지하며 고지혈환자에게 매우 좋은 치료효과가 있다.

▶ point 약사용제시 : 달여서 마신다. 9~15g/일.

고르는 비결 : 평평하고 짙은 색의 관속의 작은 점이 많고 냄새가 약간 나며 맛이 단 것이 좋다.

복용금기 : 황정은 느끼하므로 오래 복용하면 배가 고프지 않기 때문에 비장이 허하고 습한 사람은 복용하기에 적합하지 않다. 또한 차고 설사를 하며 담습이 있고 기의 운행이 잘 되지 않는 사람은 복용하기에 적합하지 않다.

04 교골남(絞骨藍)

▶ 별칭 칠엽담, 오엽삼

• 성상과 약리작용 맛이 달고 쓰며 성질이 차고 비장, 폐경에 속한다.

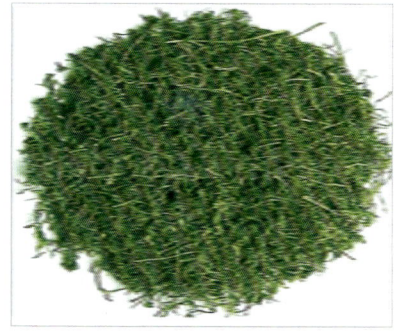

교골남은 다년생 조롱박과 식물로서 흔히 해발 100~3,200m의 골짜기, 밀림, 산등성 혹은 관목림에서 자라는데 산서, 감숙, 장강이남지구에 분포되어 있다. 매년 봄과 여름 두 계절에 채집하며 최대 4회 채집할 수 있다. 채집해온 후 우선 물에 깨끗이 씻어서 말린다. 연구에 의하면 교골남의 식이치료 가치는 가히 인삼에 비할 수 있다고 한다. 교골남은 효과적으로 인체의 면역력을 강화하고 기억력을 향상시키며 노화를 방지하는 작용을 한다.

▶**건강상 효능** 기를 돕고 비장을 튼튼하게 한다. 청열해독하며 가래를 삭히고, 기침을 멎게 하며 혈액지질을 낮춘다.

▶**지방을 낮추는 원리** 교골남총사포닌은 지방세포를 제어하여 유리지방산을 만들며 혈액지질의 합성을 감소시키고 인체의 혈청 중의 총콜레스테롤, 트리글리세리드의 함량을 낮추며 고밀도지질단백의 함량을 증가시켜 혈액지질을 낮추는 작용을 한다.

▶**point 약사용제시** : 달여서 마신다. 10~20g/일.

복용금기 : 교골남은 인삼사포닌과는 다른 사포닌을 함유하고 있어 진정, 음허를 보하는 효능을 가지고 있으며 독부작용이 없고 장기적으로 복용할 수 있다.

05 옥죽

▶ **별칭** 왕마(王馬), 절지(節地), 충선(蟲蟬), 오위(烏萎), 청점(靑粘), 황지(黃芝), 옥술(玉術), 산옥죽(山玉竹)

• **성상과 약리작용** 맛이 달고 성질은 약간 차며 폐, 위경에 속한다.

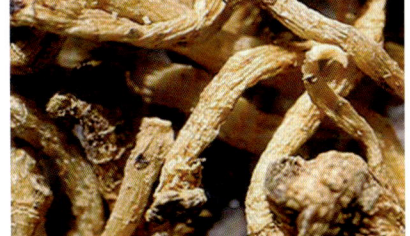

옥죽은 야생으로 분포가 아주 넓다. 우리나라의 서남지구가 원산지인데 추위에 견디고 음지, 습한 환경에 견디는 특징을 가지고 있으므로 부식토질이 풍부한 푸석푸석한 토양에서 많이 자란다. 옥죽은 풍부한 영양원소를 함유하고 있는데 매 100g에 수분이 71g, 단백질 1.5g, 조섬유 3.6g, 니코틴산 0.3g이 함유되어 있다. 그밖에 콘발라린, 콘발라마린, 켐페롤, 케르세틴,

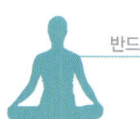

반드시 알아야 할 노인건강 생활

점액단백질, 탄수화물이 있다. 그리고 비타민의 함량도 꽤 크기에 인체에 아주 이롭다.

▶ **건강상 효능** 음허를 보양하고 건조한 것을 습윤하게 하며 침이 고이게 하여 갈증을 풀고 혈액지질을 낮춘다.

▶ **지방을 낮추는 원리** 옥죽을 달인 제제는 지방을 낮추는 좋은 효능을 가지고 있다. 그 유효성분은 콘발라마린이다. 산사, 하수오 등과 함께 쓰면 혈액지질을 뚜렷이 낮출 수 있다.

▶ point **약사용제시** : 달여서 마신다. 6~12g/일.
고르는 비결 : 길고 두툼하고 견실하며 색이 황백색인 것이 좋다.
복용금기 : 의약서에 따르면 옥죽은 답답한 증상을 해소하고 갈증을 해소하며 심폐를 윤활하게 하고 오로칠상(五勞七傷), 허약하고 손상이 있으며 요통과 발통증, 광열을 보하는 기능이 있으나 위에 담이 있고 습기가 있는 사람은 복용하지 말아야 한다.

06 단삼

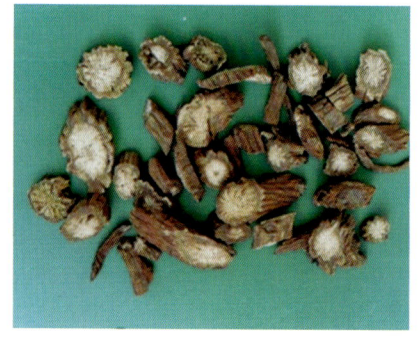

- ▶ **별칭** 홍근, 활백근, 양유, 자범삼, 적삼, 목양유, 축마, 분마초
- **성상과 약리작용** 맛이 쓰고 성질은 약간 차며 심, 심포, 간경에 속한다.

단삼에는 단삼케톤, 프로토카테큐익 알데히드, 프로토카

테큐산, 단삼소, 비타민E 등 각종 영양성분이 함유되어 있어 혈액지질을 낮추고 아테롬성관상동맥경화를 제어하는 아주 좋은 효과가 있다. 그밖에 단삼을 식이요법에 쓰게 되면 유기체의 면역기능을 강화하며 혈당을 낮추고 결핵간균을 제어하는 등 여러 가지 세균을 제어하는 작용을 한다.

▶건강상 효능 혈액순환을 가속화시키고 경락을 통하게 하며 불안을 해소하고 안정시키며 혈액지질을 낮춘다.

▶지방을 낮추는 원리 단삼에 함유되어 있는 단삼소는 혈장콜레스테롤, 트리글리세리드 함량을 낮추는 효과가 뚜렷하며 혈액지질속의 HDL 콜레스테롤의 농도를 향상시키며 간의 트리글리세리드 함량을 낮추어 효과적으로 혈액지질을 낮춘다.

▶point 약사용제시 : 약을 달여 마신다. 5~15g/일.

고르는 비결 : 굵고 건실하며 색이 자홍색인 것이 좋다.

복용금기 : 단삼은 알레르기반응을 일으킬 수 있다. 전신의 피부가려움증, 피진, 심마진 등을 일으키며 알레르기가 있는 환자는 주의하여 사용해야 한다. 단삼은 알칼리성물질을 싫어하므로 여로와는 맞지 않다. 월경이 많고 어혈이 없는 사람은 복용하지 말아야 한다. 임신부도 주의하여 복용해야 한다.

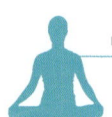

반드시 알아야 할 노인건강 생활

07 홍화

▶ **별칭** 초홍화, 두홍화, 천홍화, 회홍

• **성상과 약리작용** 맛이 맵고 성질은 따뜻하며 심, 간경에 속한다.

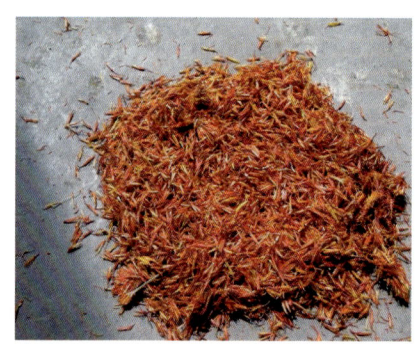

홍화는 "리놀레산의 왕"으로 불리우고 있으며 약용부위는 관상꽃이다. 매년 여름 꽃이 등적색일 때 채집하여 그늘에서 말리거나 햇볕에 말리거나 건조시킨다. 현대의학의 연구에 의하면 홍화에는 홍화황색소, 홍화사포닌, 팔미트산, 스테아르산, 카테콜 등 영양원소가 함유되어 있으며 아주 뚜렷하게 혈액순환을 가속화시키고 경락을 통하게 하는 효능이 있다.

▶ **건강상 효능** 혈액순환을 가속화시키고 어혈을 풀며 경락을 통하게 하고 혈액지질을 낮춘다.

▶ **지방을 낮추는 원리** 홍화는 혈청총콜레스테롤, 트리글리세리드, 인지질 등 혈액지질수준을 낮춘다. 그리고 홍화유는 혈관을 확장시키고 일정한 한도 내에서 아테롬성 동맥경화의 발생을 방지한다.

▶ **point 약사용제시** : 달여서 마신다. 3~10g/일.

고르는 비결 : 화관이 길고 빨강색을 띠고 화려하며 질이 부드럽고 가시가 없는 것이 좋다.

임상실험이 증명하다시피 일부 환자는 홍화를 복용한 뒤 코피가 나거나 공제실조, 월경이 연장되거나 앞당겨지며 기면, 활기가 없으며 입이 마르는 등 부작용이 나타나기에 고지혈환자는 반드시 의사의 지시에 따라 복용해야 한다.

08 포황

- ▶ **별칭** 포리화분, 포화, 포방화분, 화초황, 부들, 수랍촉
- **성상과 약리작용** 맛이 달고 성질이 평하며 간, 심포경에 속한다.

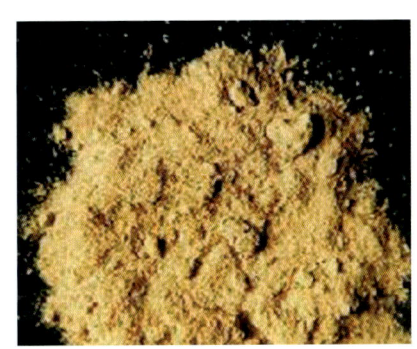

  기재에 따르면 포황을 많이 먹으면 심장허열을 완화시키고 어린이에게 특히 효과가 좋다고 한다. 현대의약학연구에 따르면 포황과 꽃차를 배합하여 만들어 낸 포황차는 어혈을 풀고 혈액순환을 촉진시키며 혈압을 낮추고 응혈 등의 작용을 한다. 장기간 마시면 어열로 인한 복통, 붓고 아프며 폐경, 통경, 독창, 피를 토하거나 혈뇨, 음부소양 등 증상에 아주 좋은 효과가 있다.

- ▶ **건강상 효능** 수렴, 지혈, 이뇨, 혈액지질을 낮춘다.
- ▶ **지방을 낮추는 원리** 포황에 함유되어 있는 시토스테롤은 장에서 외인성지질과 경쟁성단백질을 형성하여 외인성콜레스테롤의 흡수율을 낮추며 외인성콜레스테롤의 대사를 강화하여 나아가서 혈액지질을 낮추는 작용을 한다.
- ▶ **point 약사용제시** : 달여서 마신다. 3~10g/일.

  고르는 비결 : 색상이 샛노랗고 윤택하며 깨끗한 것이 좋다.

  복용금기 : 포황은 자궁을 수축하게 하므로 임신부는 복용하지 말아야 한다. 날로 포황을 복용하면 위의 불편을 가져와 식욕감퇴를 초래하기에 날것으로 먹지 말아야 한다.

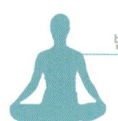

반드시 알아야 할 노인건강 생활

09 강황

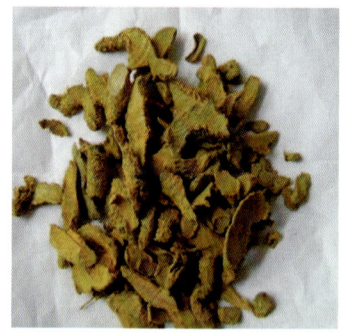 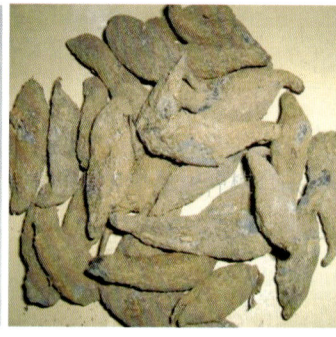 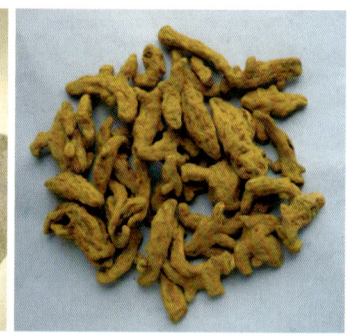

▶ **별칭** 보정향, 황강, 모강황, 천강황

• **성상과 약리작용** 맛이 맵고 쓰며 성질이 따뜻하고 간, 폐경에 속한다. 강황은 다년생초본식물로서 주요산지는 중국 사천, 복건, 광동 그리고 강서 등 성이며 일반적으로 겨울 혹은 이른 봄에 채집한다. 강황은 여러 가지 보건기능이 있는데 예를 들면 항암, 항종양, 병원미생물제어 등이다. 그중 강황소, 휘발유, 강황케톤 그리고 진저베렌, 보르네올과 세스퀴테르펜알콜 등은 담낭에 이로우며 담즙의 형성과 분비의 속도를 가속화하며 효과적으로 담낭의 수축을 촉진시킨다.

▶ **건강상 효능** 막힌 기를 풀어주며 혈액순환을 촉진시키고 경락을 통하게 하고 통증을 해소하며 혈액지질을 낮춘다.

▶ **지방을 낮추는 원리** 강황소는 간의 중량을 낮추고 간의 트리글리세리드, 유리지방산과 혈액속의 유리지방산 함량을 낮추며 혈청 총콜레스테롤과 HDL 콜레스테롤의 함량을 향상시킨다. 그리고 강황소는 또 지방산의 합성을 제어한다.

▶ **point 약사용제시** : 달여서 마신다. 3~10g/일.

빈혈과 팔의 통증, 빈혈복통이 있으나 피가 막히거나 기가 역으로 올라와 붓는 사람은 오용하지 말아야 한다. 그렇지 않으면 증상이 더해진다. 다시 말하면 빈혈이 있으나 기가 막히거나 어혈이 있는 사람은 강황을 복용하지 말아야 한다.

10 천궁(川芎)

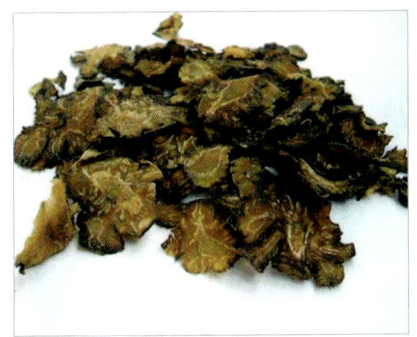

- ▶ **별칭** 대천궁(大川芎), 향과작뇌궁(香果雀腦芎), 경궁(京芎), 서궁(西芎)
- **성상과 약리작용** 맛이 맵고 성질이 따뜻하며 간, 담, 심포경에 속한다.

천궁은 다년생초본식물로서 개화기는 매년 7~8월이며 출하기는 9월이다. 천궁은 대부분이 재배한 것으로서 약용부위는 근경이다. 현대의학연구에 의하면 천궁은 리구스틸라이드, 리가스트진정, 페룰산과 비타민 등 여러 가지 유효성분이 함유되어 있으며 양호한 건강상 효능을 가지고 있다.

- ▶ **건강상 효능** 기를 풀어주고 혈액순환을 가속화시키며 풍한을 없애고 통증을 해소하며 혈액지질을 낮춘다.
- ▶ **지방을 낮추는 원리** 천궁이 함유하고 있는 리가스트진정은 지질대사를 조절하고 혈청 속의 LDL 콜레스테롤을 낮추고 HDL 콜레스테롤을 높이며 혈전의 형성을 제어하고 미세순환을 개선하며 효과적으로 혈액지질수준을 낮춘다.

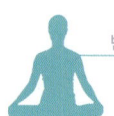

반드시 알아야 할 노인건강 생활

▶point **약사용제시** : 달여서 마신다. 3~9g/일.

고르는 비결 : 크고 포만하며 질이 견실하고 절단면이 황백색이며 기름기가 크고 향기가 짙은 것이 좋다.

복용금기 : 풍한두통, 풍열두통, 편두통 그리고 혈관신경성두통 환자에게 이로우며 고혈압성두통, 뇌종양성두통, 간화두통 그리고 음허하고 열이 많은 사람은 먹지 말아야 한다.

11 호장

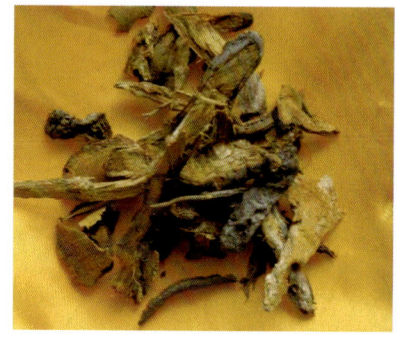 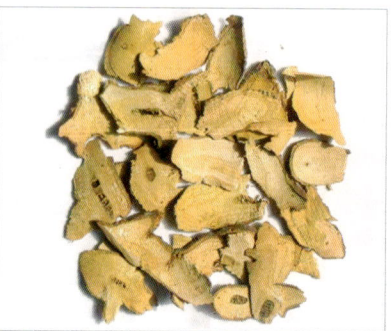

▶ **별칭** 대충장, 고장, 산장, 반장

• **성상과 약리작용** 맛이 약간 쓰며 성질이 약간 차며 간, 담, 폐경에 속한다.

　호장은 요사포닌, 유기산, 글루코사이드, 다당류 등 유효성분이 함유되어 있으며 청열해독, 더위를 해소하고 위를 튼튼하게 하며 소화를 돕는다. 호장식물은 관상성이 뛰어나며 동시에 아주 좋은 식이요법의 재료이다. 예를 들면 호장의 야들야들한 줄기는 채소로 식용하며 뿌리는 즙을 내어 마시고 차게 하여 마시며 맛이 아주 좋으므로 "냉음자"라고 불리며 아주 좋은 청량해서차이다. 즙은 밀가루에 넣어 조미료로 사용하는데 맛이 독특하며 약간 신맛이 나기에 "신탕간"이라고도 한다.

▶ 건강상 효능 청열해독, 습기를 물리치고 황달을 해소하며 어혈을 풀고 통증을 해소하며 혈액지질을 낮춘다.

▶ 지방을 낮추는 원리 호장은 효과적으로 혈청 속의 총콜레스테롤, 트리글리세리드, LDL 콜레스테롤의 함량을 낮추며 고콜레스테롤, 고트리글리세리드, 고지혈 그리고 혼합형고지혈에 뚜렷한 치료효과가 있기에 고지혈환자가 복용하기에 적합하다.

▶ point 약사용제시 : 달여서 마신다. 9~15g/일.
　　　　고르는 비결 : 호장은 뿌리가 건실하고 절단면이 황색인 것이 좋다.
　　　　복용금기 : 임신부는 복용하지 말아야 한다.

12 인진

▶ 별칭 인진쑥, 석인진, 면인진, 융쑥, 구린 쑥, 안여초
• 성상과 약리작용 맛이 쓰고 매우며 성질이 약간 차고 비장, 위, 간, 담경에 속한다.

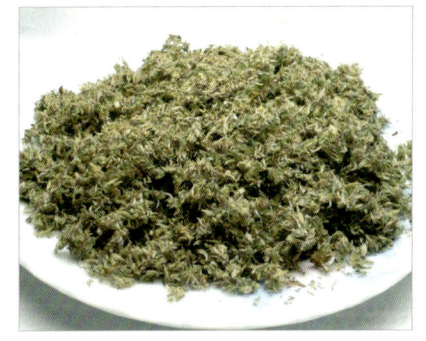

　　인진은 다년생초본식물, 반관목상심물로서 베타핀넨, 인진2알킨, 인진캐필린, 쿠머린, 플라본, 유기산 푸란류 등 여러 가지 영양성분이 함유되어 있다. 치료에서는 인진 한 가지 종류만으로 습열훈증으로 인한 황달에 아주 좋은 치료효과가 있다. 그리고 인진과 택사, 저령 등과 같이 배합하면 소변

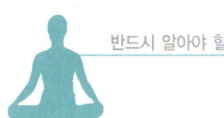

반드시 알아야 할 노인건강 생활

이 어려운 환자들에게 아주 좋은 효과가 있다. 부자, 간강 등 약과 배합하면 습열황달 외에도 음황질환자에게도 아주 좋은 치료효과가 있다.

▶**건강상 효능** 습기를 제거하고 황달을 해소하며 해독하고 부스럼을 치료하며 혈액지질을 낮춘다.

▶**지방을 낮추는 원리** 인진은 담즙의 분비를 가속화하고 간의 콜레스테롤의 배설률을 향상시켜 혈청 속의 콜레스테롤의 함량을 낮추고 고지혈환자의 증세를 개선하고 안정시킨다.

▶point **약사용제시** : 달여서 마신다. 6~15g/일.

고르는 비결 : 인진은 질이 연하고 나른하며 회백색이고 향기가 짙은 것이 좋다.

식용금기 : 인진은 따뜻하며 한기를 제거하는 약과 배합하여야 한다. 예를 들면 부자, 마른 생강 등 약과 함께 사용한다. 피가 모이고 노란 환자 그리고 혈허하고 위황병환자는 주의하여 사용하여야 한다.

13 택사

▶**별칭** 수사, 망우, 곡사, 택지, 급사, 고니알, 천독

• **성상과 약리작용** 맛이 달고 성질이 차며 신장, 방광경에 속한다.

택사는 근경에 알리솔A, 알리솔B, 아카이신(Acaciin), 휘발유, 알칼로이드, 아스파라

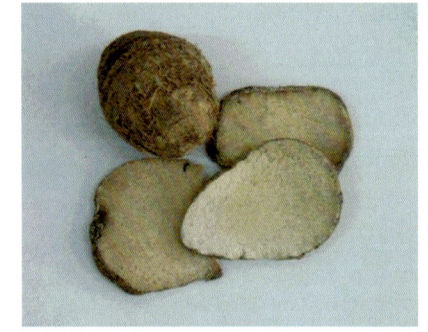

긴, 식물스테롤, 지방산, 단백질 등 여러 가지 영양성분이 있으며 처음 복용하면 체질을 강화하고 자주 복용하면 다이어트 작용이 있다.

▶ **건강상 효능** 습기를 제거하고 열을 내리우며 부종을 해소하고 혈액지질을 낮춘다.

▶ **지방을 낮추는 원리** 책사 중에 함유한 알리솔A, 알리솔B 그리고 아카이신(Acaciin) 등 성분은 소장에서의 외인성콜레스테롤 흡수율을 낮추며 콜레스테롤의 배출을 가속화하여 혈청총콜레스테롤 함량을 낮춘다.

▶ **point** **약사용제시** : 달여서 마신다. 5~10g/일.

고르는 비결 : 덩어리가 크며 색이 황백색이고 매끄럽고 질이 충실하며 가루성질이 많은 것이 좋다.

복용금기 : 《본초경소》의 기재에 의하면 환자가 무습무음인 음허환자, 그리고 신장의 기운이 모자라고 양기가 허하며 유정하거나 눈이 아프고 차서 설사하는 등의 증상이 있는 사람은 먹지 말아야 한다. 즉 신장이 허하며 유정하며 습열이 없는 사람은 복용하지 말아야 한다.

14 사원자

▶ **별칭** 사원, 백질려, 사원질려

• **성상과 약리작용** 맛이 달고 성질이 따뜻하며 간, 신장경에 속한다.

사원자는 콩과식물 편경황기의 종자인데 개화기는 매년 8~9월이며 수확기는 9~10월

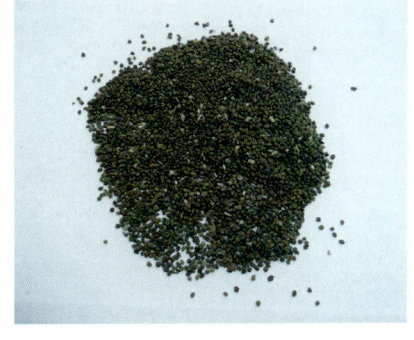

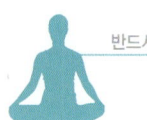

이다. 늦가을부터 겨울초까지 과일이 익어 갈라터지기 전에 채집하여 말린다. 종자가 바로 약용 사원자이다. 사원자는 플라본류, 알칼로이드, 트리테르페노이드, 페놀류, 탄닌산, 아미노산, 폴리펩티드, 단백질 등 영양원소를 함유하고 있으며 사람들이 일상생활에서 흔히 사용하는 보건약재이다.

▶**건강상 효능** 신장을 튼튼하게 하고 정력을 도우며 간을 보양하고 눈을 밝게한다. 혈액지질을 낮추고 어지럼증을 방지하며 허리와 무릎이 나른하고 시큰한 것을 방지한다. 조루를 방지하고 오줌이 잦거나 야뇨증상을 방지한다.

▶**지방을 낮추는 원리** 사원자를 달인 제제는 뚜렷한 아미노기 전이효소와 혈액지질을 낮추는 작용이 있고, 현저하게 혈청 속의 콜레스테롤과 트리글리세리드 함량을 낮추며 HDL 콜레스테롤을 높인다. 그리고 사원자 플라본은 트리글리세리드와 간 내 콜레스테롤의 함량을 낮춘다.

▶point **약사용제시** : 달여서 마신다. 10~20g/일.
　　　　복용금기 : 의약서에서는 기록해 놓고 있다. 음이 허하고 내열이 강하며 양이 강하고 쉽게 발기하는 자는 복용하지 말아야 하며 신장과 방광에 열이 있는 사람은 복용하지 말아야 한다.

15 시호

▶ **별칭** 지훈, 자호, 산채, 여초, 시초

• **성상과 약리작용** 맛이 쓰고 매우며 성질이 약간 차고 간, 담경에 속한다.

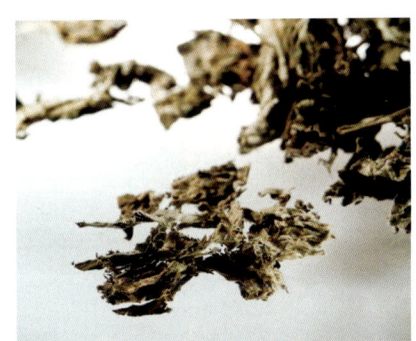

시호는 산형과식물 시호 혹은 좁은 잎 시호의 뿌리를 건조한 것으로서 모양과 성질에 따라 북시호, 남시호로 나뉜다. 시호는 휘발유, 리놀레산, 리놀렌산염, 팔미트산, 스테아르산, 포도당 그리고 사포닌 등 영양성분이 함유되어 있기에 아주 높은 약용가치가 있다. 예를 들면 시호와 용골, 굴, 복령 등과 함께 달여 마시면 강렬한 신경흥분, 실색, 불면, 두통과 어지럼증, 심계항진 등 증상을 치료하는데 쓰이며 체질이 허약한 사람들한테 뚜렷한 효과가 있다.

▶ **건강상 효능** 간을 소통시키고 우울을 해소하며 기를 보하고 양기를 도우며 열을 내리고 혈액지질을 낮춘다.

▶ **지방을 낮추는 원리** 시호가 함유하고 있는 시호사포닌은 효과적으로 간담기능을 개선하며 체내의 지질배설을 촉진시키고 혈청 속의 트리글리세리드, 콜레스테롤 함량을 뚜렷하게 낮춘다. 임상에서는 시호를 고지혈치료에 사용하는데 효과가 좋다.

▶ **point 약사용제시** : 달여서 마신다. 3~9g/일.

　　　　고르는 비결 : 뿌리가 굵고 길며 싹이 없고 잔뿌리가 적으며 향기가 약간 나는 것이 좋다.

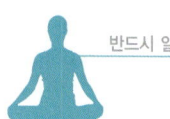

반드시 알아야 할 노인건강 생활

복용금기 : 간양이 강하고 어지러우며 음이 허하고 열이 있는 사람은 사용하지 말아야 한다.

16 하수오

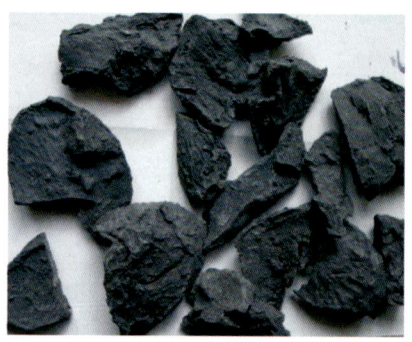

- ▶ **별칭** 하수오, 지정
- • **성상과 약리작용** 맛이 쓰고 달고 떫고 성질은 따뜻하며 간, 신장경에 속한다.

　하수오의 입약부위는 하수오의 뿌리인데 입추 뒤에 채집하며 두꺼운 편으로 썰어 말리거나 흑두즙을 같이 끓여 겉과 속이 모두 황갈색이 되면 말린다. 전자는 생하수오라 하고 후자는 제하수오라고 하는데 양자는 효능이 다르다. 복용할 때 반드시 구분하여 복용해야 한다.

- ▶ **건강상 효능** 정혈을 보하며 장을 윤활하게 하며 통변시키며 혈액지질을 낮춘다.

- ▶ **지방을 낮추는 원리** 하수오에 함유되어 있는 Chrysophano, 에모딘 등의 물질은 위장연동을 촉진시키며 장내 외인성콜레스테롤의 흡수를 감소시키고 콜레스테롤의 배설률을 높인다. 하수오 중의 레시틴은 지방이 간에서의 침적을 예방하며 콜레스테롤의 대사속도를 가속화시켜 효과적으로 혈청 속의 총콜레스테롤 함량을 낮춘다.

- ▶ **point 약사용제시** : 달여서 마신다. 10~30g/일.

　고르는 비결 : 무겁고 질이 단단하며 분말성이 강하고 절단면

이 황갈색이거나 담홍색인 것이 좋다.

복용금기 : 하수오를 복용할 때 알레르기 증상이 일어나면 즉시 복용을 중지하고 의사한테 보여야 한다. 동시에 하수오는 돼지고기, 양고기, 철분, 무, 파, 마늘 등과 함께 먹지 말아야 하며 대변이 무르거나 설사가 있는 사람은 복용하지 말아야 한다.

17 결명자

▶ **별칭** 환동자, 말발굽, 초결명, 양명, 양각, 말발굽결명

• **성상과 약리작용** 맛이 달고 쓰고 짜며 성질은 약간 차며 간, 대장경에 속한다.

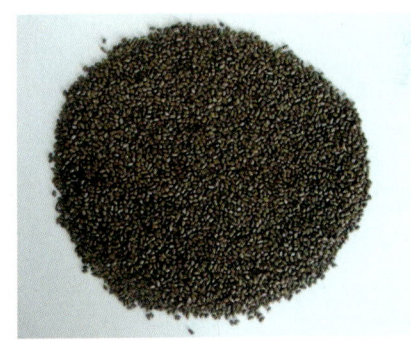

결명자는 콩과 일년생초본식물로서 매년 가을, 겨울에 채집하며 성숙된 과일을 취한다. 말린 뒤 종자를 가려내고 이물질을 제거한 뒤 저장한다. 결명자에는 Chrysophano, 에모딘, Physcion, Obtusin, aurantio-obtusin, Rubrofusarin, Torachryson, Toralactone 등 유효성분이 있다.

▶ **건강상 효능** 열을 내리고 눈을 맑게 하며 장을 원활하게 하고 통변시키며 혈액지질을 낮춘다.

▶ **지방을 낮추는 원리** 결명자에 함유되어 있는 식물스테롤과 Emodin anthrone은 효과적으로 혈청총콜레스테롤 수준을 낮추고 HDL 콜레스테롤 함량을 높여 고지혈을 조절, 개선하는 작용을 한다.

▶ **point 약사용제시** : 달여서 마신다. 10~15g/일.

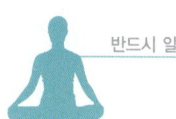

반드시 알아야 할 노인건강 생활

고르는 비결 : 알이 포만하고 색이 녹갈색인 것이 좋다.
복용금기 : 결명자차는 쓰고 차며 위를 상하게 하기에 비위가 차고 허한 사람과 기혈이 부족한 사람은 복용하지 말아야 한다.

18 황음

▶ **별칭** 부장, 황문, 투부, 홍승, 경기, 황금조근

• **성상과 약리작용** 맛이 쓰고 성질이 차며 폐, 담낭, 비장, 위, 대장, 소장경에 속한다.

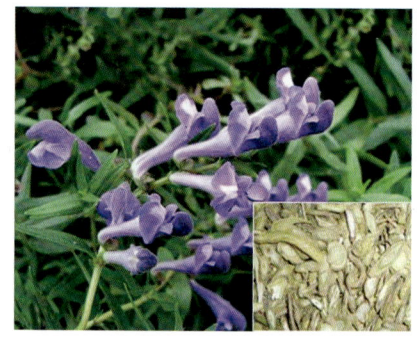

  황음는 날것으로 사용하기도 하고 술과 함께 볶아서 사용하기도 하며 숯불에 볶아 사용하기도 한다. 황음는 다년생초본식물로서 뿌리는 두껍고 줄기는 직립이거나 기울어져 자라고 여러 가지로 나뉘어 자라며 황기의 일반성분으로는 배당체, 플라보노이드, 알카로이드가 함유되어 있으며 당류, 아미노산(트레오닌, 아스파라긴산, 글루타민 등), 포르모노네틴, 아스트라 이소플라본, 아스트라 프테로카르판, 베타시토스테롤, 콜린, 베타인, 점액질, 녹말 등이 들어 있다. 황음의 주성분으로는 포르모노네틴, 아스트라 이소플라반, 아스트라 프테로카르판, 베타시토스테롤 등이다.

▶ **건강상 효능** 청열해독, 열을 내리고 건조한 것을 윤활하게 하며 혈액지질을 낮춘다.

▶ **지방을 낮추는 원리** 황음에 함유하고 있는 플라본성분은 지방을 낮추는 작용이 뚜렷하며 효과적으로 혈청 속의 트리글리세리드의 유리지방산 수준을 낮추며 HDL 콜레스테롤의 함량을 높여 혈액지질의 분포

상태를 개선한다.

▶point **약사용제시** : 달여서 마신다. 3~10g/일.

　　　　고르는 비결 : 황음은 질이 단단하며 쉽게 부러지며 절단면이 황색, 중간적갈색인 것이 좋다.

　　　　복용금기 : 차서 설사하고 복통이 있으며 간과 신장이 허한 사람, 혈허복통이 있고, 비장과 신장이 허하여 설사하거나 부종이 있는 사람, 그리고 피가 말라 폐경이 되고 기가 허하여 소변이 불편하며 폐가 차서 기침을 하며 혈허로 태기가 불안하거나 음허로 월경이 끊이지 않는 환자는 모두 복용하지 말아야 한다.

19 영지

▶ **별칭** 삼수, 영지초

- **성상과 약리작용** 맛이 달고 성질이 평하며 폐, 심장, 비장, 신장경에 속한다.

　　영지는 길상, 부귀, 아름다움, 장수의 상징이며 "선초", "서초"라고 불렸고 중화전통의학에서는 장기간 자양강장, 원기회복에 진귀한 중초약이다.

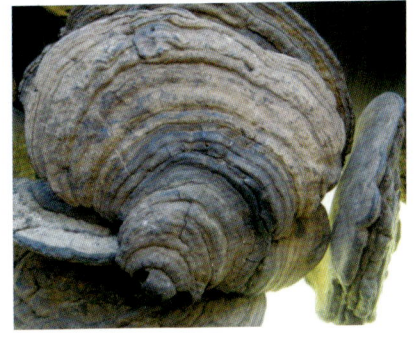

▶ **건강상 효능** 음허를 보하고 진액을 만들며 자양강장, 안정, 혈액지질을 낮추는 효능이 있다.

▶ **지방을 낮추는 원리** 영지는 영양가치와 약용가치가 모두 높은데 영지가 함유하고 있는 여러 가지 아미노산, 영지산은 효과적으로 인체 중

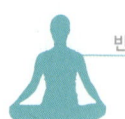

반드시 알아야 할 노인건강 생활

추신경계통의 기능을 강화하고 인체의 혈액순환을 강화하며 혈청 총 콜레스테롤, 트리글리세리드, LDL 콜레스테롤 함량을 낮춘다.

▶point **약사용제시** : 영지를 잘게 썰어 약탕관에 넣고 반복하여 3~4회 끓이고 여러 차례로 나누어 달인 물을 마신다. 하루 섭취량은 10~30g이다.

고르는 비결 : 껍질이 단단하고 적갈색이며 광택이 나는 것, 대가 짧으며 육질이 두껍고 우산이 담황색 혹은 금황색인 것이 제일 좋다.

복용금기 : 신선한 영지는 바로 식용할 수 있으나 보존기간이 매우 짧으므로, 시장에서 파는 영지는 우선 깨끗이 씻은 다음 식용하는 것이 좋다.

20 달맞이꽃

▶ **별칭** 들참깨, 야래향

• **성상과 약리작용** 달맞이꽃은 바늘꽃과 2년생 초본식물이다. 달맞이꽃은 대량의 감마리놀렌산염을 함유하고 있는데 활성이 리놀렌산염보다 십여배 뛰어나 다발성경화증, 유전성 알레르기피부염, 풍습성관절

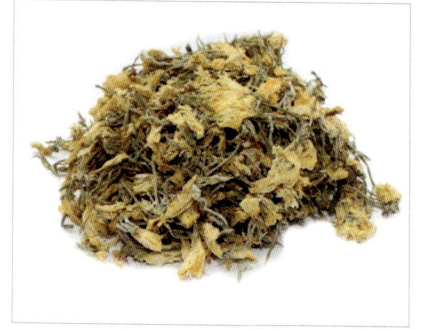

염 등에 뚜렷한 치료효과가 있다. 그리고 임상에서 달맞이꽃유는 인체에 아주 좋은 건강상 효능이 있는데 인체기능을 유지하는 중요한 영양물질이다.

▶ **건강상 효능** 경락을 통하게 하고 풍습을 제거하며 간풍을 제거하고

혈액지질을 낮추며 아테롬성 동맥경화를 예방한다.

▶**지방을 낮추는 원리** 달맞이꽃은 여러 가지 질환을 치료하는데 혈액중의 지방 함량을 조절하며 고콜레스테롤, 고지혈로 인한 아테롬성 동맥경화나 뇌혈전 등 증상에 뚜렷한 치료효과가 있으며 혈액지질을 낮추고 혈전을 해소하며 혈액순환을 개선하는 등 여러 가지 효능이 있다.

▶point **약사용제시** : 달여 마신다. 5~15g/일.

고르는 비결 : 담황색이며 삭과가 원주형이고 종자는 작은 것이 좋다.

복용금기 : 호르몬분비실조로 인한 유선암환자와 간질병환자는 달맞이꽃을 복용하기 전에 의사의 동의를 거쳐야 하며 사용량도 적당히 제어하여야 한다. 마음대로 약을 사용하거나 복용량을 조절해서는 안 된다.

21 연잎

▶ **별칭** 마른 연잎, 연잎탄

• **성상과 약리작용** 맛이 쓰고 성질이 평하며 심장, 간, 비장, 담낭, 폐경에 속한다.

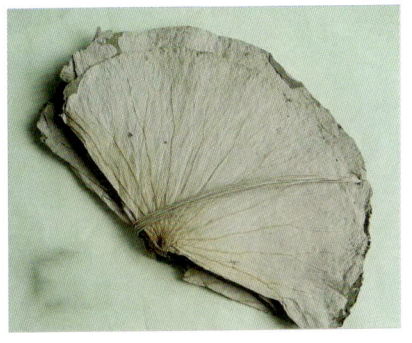

연잎은 수련과 식물인 연의 잎인데 매년 6~9월에 채집하며 채집 후 70~80% 정도 말려 사용한다. 연잎은 Roemerine, Pronuciferine , Nuciferine 등 여러 가지 알칼로이드와 비타민C가 함유되어 있다. 중의연구에서 연잎은 청열해서, 평간과 지방을 해소

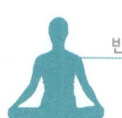
반드시 알아야 할 노인건강 생활

하는 기능이 있는데 덥고 갈증이 나며 입이 마르고 소변이 짧고 황색이며 어지럽고 얼굴색이 붉은 증상과 고혈압, 고지혈환자의 치료에 쓰인다.

▶ **건강상 효능** 더위를 해소하고 습기를 제거하며 진액을 만들어 갈증을 해소하며 지방을 제거하여 체중을 경감시키며 혈액지질을 낮춘다.

▶ **지방을 낮추는 원리** 연잎추출물 알칼로이드는 혈관을 확장시키고 청열해서작용이 있으며 콜레스테롤을 낮추는 작용이 있기에 임상에서는 흔히 비만증치료에 쓰인다. 연잎을 달인 제제는 고지혈치료, 콜레스테롤을 낮추는 유효율이 최고로 91.3%에 달하며 그중 37.8%가 현저한 효과를 나타내고 있다.

▶ point **약사용제시** : 연잎은 내복 혹은 외용해도 된다. 내복할 때는 달여서 3~9g/일 섭취하며 외용은 으깨어 붙이거나 물에 끓여 씻는다.

고르는 비결 : 잎이 크고 녹색이며 약간 향기나 나는 것이 좋다.

복용금기 : 설사, 위가 차거나 저혈압환자는 복용하지 말아야 한다.

Section 03

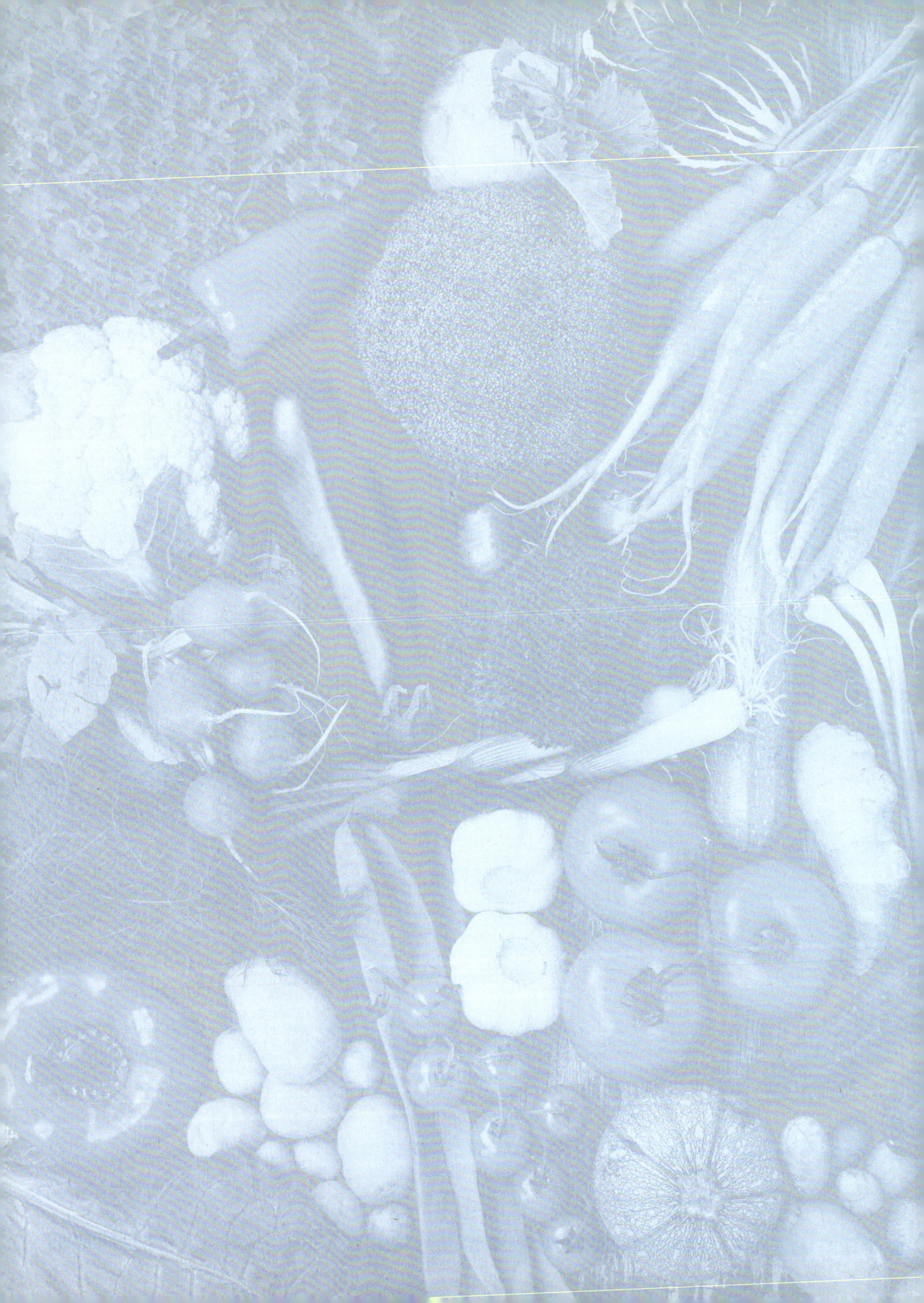

반 드 시 알아야 할 노인건강 생활

Section

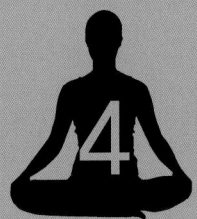

혈액 지질을 감소시키는
스무 가지 영양소

혈액 지질을 낮추는 스무 가지 영양소

우리나라 영양학회는 우리나라 주민의 음식구조에 존재하는 문제에 비추어 우리나라 주민들에게 맞은 식품구성탑을 만들어 내었는데 위로 가면 갈수록 섭취량이 점점 적어진다.

▶ **제1층** 곡류와 감자류이다. 곡류에는 쌀 등 잡곡이 있으며 감자류에는 감자 등이 포함되어 있으며 당류, 단백질, 식이섬유와 비타민B군 등 영양물질을 제공한다.
▶ **제2층** 야채와 과일인데 엽채류, 가지, 과일 등으로서 식이섬유, 광물질, 비타민C, 카로틴 등을 제공한다.
▶ **제3층** 동물성음식인데 육류, 가금, 알종류 등인데 단백질과 지방 등을 제공한다.
▶ **제4층** 젖류, 콩류 그리고 그 제품인데 주요한 작용은 단백질 등을 제공하는 것이다.
▶ **제5층** 순수한 열량형 음식인데 동식물기름, 전분, 설탕, 주류인데 주요하게 에너지를 제공한다.

01 식이섬유

식이섬유는 일종의 탄수화합물인데 식물세포와 그 세포벽에만 존재한다. 인체에 식이섬유를 분해하는 소화효소가 결핍하기에 체내에서 열량이 생기지는 않는다. 식이섬유는 수용성섬유와 비수용성섬유로 나뉘는데 수용성섬유는 물에 용해되면 해면처럼 수분을 흡수한 뒤 팽창하며 교질을 생성하여 음식이 위에 머물러 있는 시간을 연장하여 포만감을 느끼게 한다.

▶ 결핍증상 변비, 혈액지질 상승, 비만

● 건강상 효능

혈액지질을 낮추고 변비와 치질을 방지하며 체중을 경감시키고 혈당의 상승을 지연시키며 대장암의 발생을 예방한다

● 지방을 낮추는 원리

식이섬유는 체내의 담즙산 그리고 담염과 결합하여 체내에 배출시키며 혈중 콜레스테롤 함량을 낮추고 십이지장에서 담즙산과 지방의 결합을 지연시키고 콜레스테롤이 인체에 흡수되는 것을 방해한다.

● 성분 함유 식품

검은 목이버섯, 신선한 야채와 과일, 오곡 등이다.

▶ point 식이섬유는 담즙산과 결합하기에 섭취량이 과다하면 광물질의 흡수를 방해한다. 아동과 노인은 섭취분량에 특별히 주의해야 하는데 열량과 영양의 결핍을 초래하는 것을 방지해야 한다.
고지혈환자의 매일 섭취량은 25~35g, 약 세 그릇의 야채, 2인분의 과일과 같다.

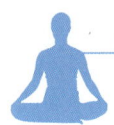

반드시 알아야 할 노인건강 생활

02 비타민B2

비타민B2핵황소라고도 하는데 비타민B군 중의 일종으로서 수용성으로 쉽게 소화와 흡수가 되는 특징이 있으며 체내에 축적이 되지 않으므로 자주 보충해야 한다. 음식의 불균형 특히 유제품의 섭취가 부족하면 비타민B2가 쉽게 결핍된다. 때문에 현대인들은 반드시 제때에 보충해야 하며 적극적으로 섭취해야 한다. 고지혈환자는 특히 그러하다.

▶ **결핍증상** 구강질환, 구순염, 구각염, 혀염증, 성장지연, 지루성피부염, 안구충혈, 약시, 쉽게 피로감이 생기며 머리가 어지럽다

● **건강상 효능**

혈관의 건강을 보호하며 지방의 침적을 방지하고 아테롬성동맥경화를 예방하며 과산화지질을 제거하고 세포의 재생을 촉진시키며 피부, 손(발)톱, 모발의 성장을 촉진시키고 구강, 혀, 입술의 염증을 예방하며 눈의 피로를 완화시킨다.

● **지방을 낮추는 원리**

비타민B2는 혈관세포의 항산화를 도우며 파괴된 혈관을 복원시키고 콜레스테롤이 쉽게 침적되지 않게 한다. 그리고 비타민B2는 지방대사의 보조효소의 활성을 촉진시키고 간과 혈액 속의 지방을 신속하게 배출하게 하며 비만과 지방간의 형성을 방지하고 콜레스테롤을 만드는 내원을 감소시킨다.

● **성분 함유 식품**

우유와 유제품, 동물간, 녹색야채, 견과류, 콩류와 콩 제품, 잡곡 등이다.

03 비타민C

비타민C는 수용성비타민이다. 산성을 나타내며 괴혈병을 예방하기에 항괴혈산이라고도 불린다. 이 영양물질은 무색이지만 수용액은 산성을 나타내며 약간 신맛을 나타낸다. 비타민C는 약산 중에서 비교적 안정적이며 열과 빛에 모두 민감하다. 염기성환경에서는 완전히 파괴되며 물에 넣으면 유실된다. 때문에 인체는 비타민C를 저장하기 매우 어려우므로 매일 섭취하여야 한다.

▶ **결핍증상** 잇몸출혈, 어혈이 쉽게 생기며 피부가 건조하고 빈혈이 생기며 골격발육이 불량하고 암을 초래한다.

● **건강상 효능**

지방대사를 촉진시키며 콜레스테롤을 낮추고 정맥혈전을 감소시킨다. 상처를 아물게 하며 잇몸출혈을 예방하고 면역계통의 기능을 강화한다. 괴혈병을 예방하고 항암작용을 한다.

● **지방을 낮추는 원리**

비타민C는 효과적으로 지방과 콜레스테롤의 대사를 개선하므로 고지혈환자의 음식에서 없어서는 안 될 영양소이다. 비타민C는 또 항산화작용을 통해 콜레스테롤 등의 산화를 방지하며 노화를 지연시키는 작용을 한다.

● **성분 함유 식품**

파인애플, 딸기, 키위, 브로콜리, 자줏빛캐비지, 피망, 구아바, 토마토, 귤류, 자몽 등이다.

▶ **point** 비타민C와 세포간교질단백의 성장과 유지는 밀접한 관련이 있다. 결핍하면 혈관, 점막과 피부 등 세포 간의 결합이 느슨해져 출혈 혹은 피부가 광택이 잃는 등 현상을 초래하게 된다.

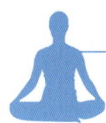
반드시 알아야 할 노인건강 생활

04 비타민E

비타민E는 지용성비타민으로서 강렬한 항산화작용이 있으며 세포 내 DNA의 완전한 분열과 파괴된 세포의 복원에 도움이 되기에 혈관내피 조직세포가 파괴되어 반점이 경화되는 것을 피할 수 있다. 비타민E의 건강상 효능이 점차 발견됨에 따라 비타민E는 이미 세포면역기능의 수호자가 되었다.

▶ **결핍증상** 용혈, 경미한 빈혈, 신경근육기능파괴, 영양불량, 불임

● **건강상 효능**

혈액지질을 안정시키며 아테롬성동맥경화를 예방하고 노화를 방지하며 불임과 조산을 예방 하고 피로를 해소하며 피부를 보양하고 항암작용이 있으며 면역력을 향상시킨다.

● **지방을 낮추는 원리**

비타민E는 지질분해와 대사의 활성을 촉진시키고 콜레스테롤의 전이와 배설에 이로우며 혈액지질을 안정시키는 작용을 한다. 비타민E는 혈액의 항산화능력을 강화하고 대식세포의 형성을 감소시키는데 대식세포가 바로 반점을 형성하여 혈관의 경화를 초래하는 병리적 변화의 원흉이다. 그리고 비타민E는 또 혈관을 확장시키고 항응혈작용을 하며 혈액응고를 방지하고 혈관내벽세포의 완전성을 보호하며 유리지방산과 콜레스테롤이 상처가 있는 곳에서 침적되는 것을 피한다.

● **성분 함유 식품**

식물유, 소맥배아, 발아현미, 녹색야채, 견과, 콩 등이다.

05 니코틴산

니코틴산은 비타민B3 혹은 비타민PP라고도 하는데 인체에 필수적인 13개 비타민 중의 하나인데 역시 수용성비타민으로서 비타민B군에 속한다. 니코틴산은 체내에서 니코틴아미드로 전화하는데 보조효소의 구성부분이며 체내지방대사에 참여하며 조직의 호흡산화과정과 당류무산소분해과정에 참여한다. 때문에 고지혈환자에게 아주 좋은 보건작용이 있다.

▶ **결핍증상** 체중을 경감시키며 피로하고 무기력하며 기억력이 감퇴되고 불면, 설사, 치매 등을 초래한다.

● **건강상 효능**

콜레스테롤과 트리글리세리드를 낮추고 소화계통의 기능을 보호하며 위장장애를 경감시키고 피부를 보호하며 편두통을 예방하고 완화시키며 혈액순환을 촉진시키며 혈압을 낮추고 설사를 완화시키며 내이성현기증을 경감시킨다.

● **지방을 낮추는 원리**

니코틴산은 극LDL 콜레스테롤의 합성을 제어하고 극LDL 콜레스테롤의 분해를 촉진시키며 혈장 내 극LDL 콜레스테롤을 뚜렷이 감소시키며 중간밀도지질단백콜레스테롤과 LDL 콜레스테롤을 감소시킨다. 또 지방조직 중의 cAMP의 함량을 감소시키며 호르몬민감성지방효소의 활성을 낮추고 유리지방산을 감소시키며 간으로 하여금 트리글리세리드를 충분히 합성하지 못하도록 하여 극LDL 콜레스테롤의 형성을 감소시켜 혈액지질을 낮추는 작용을 한다.

● **성분 함유 식품**

효모, 동물간, 육류, 녹색야채, 신장, 물고기와 견과류 등이다.

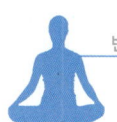

06 β-카로틴

β-카로틴은 자연계에서 존재하는 가장 보편적이고 안정적인 천연색소의 하나로서 일종의 항산화제이기도 하며 해독작용이 있으며 인체건강에 필수적인 영양소로서 항암, 심혈관 질환을 예방하고 백내장과 항산화 등 방면에서 뚜렷한 효능이 있으며 동시에 노화를 방지하고 노화로 인한 여러 가지 퇴화성 질환을 방지할 수 있다.

▶ **결핍증상** 점막건조, 생식계통질환확률이 증가하며 비교계통의 기능이 내려가고 호흡기감염, 노화, 불면 증상이 생긴다. 온몸에 힘이 빠지고 피부가 각질화되고 암의 발생률을 증가시키고 야맹증을 초래할 수 있다.

● **건강상 효능**

    콜레스테롤을 낮추고 시력을 보호하며 항산화, 저항력을 강화하며 암을 예방하고 심혈관 질환을 예방하며 피부를 보호하고 생식계통기능을 강화하고 백내장을 예방한다.

● **지방을 낮추는 원리**

    β-카로틴은 동맥중의 LDL 콜레스테롤이 자유기의 공격을 받는 것을 저지하며 산화물이 혈관 속에 침적하는 것을 감소시킨다. 동시에 높은 항산화효능으로 혈관내피조직의 복원을 도우며 지방이 쉽게 부착하는 것을 방지하여 반점과 심혈관질환의 발생확률을 낮춘다.

● **성분 함유 식품**

    당근, 토마토, 모과, 망고, 호박, 고구마, 녹색야채 등이다.

07 엽산

엽산은 비타민B9 또는 비타민M이라고도 하는데 일종의 수용성비타민이며 보편적으로 식물의 엽록소에 존재하고 있으며 그중 짙은 녹색의 엽채류에 함량이 풍부하다. 엽산은 적혈구를 만드는 필수적인 물질이며 비타민B12와 함께 모두 조혈비타민으로서 섭취가 부족하게 되면 적혈구 형성이 불완전하여 빈혈을 일으키며 쉽게 피곤해지고 숨이 차며 부종 등의 증상이 생긴다.

▶ **결핍증상** 빈혈, 장설창, 허약무력, 불면, 불안, 건망

● **건강상 효능**

콜레스테롤과 트리글리세리드를 낮추고 빈혈을 예방하며 피부와 신경계통기능을 보호한다. 구강궤양을 예방하고 젖의 분비를 촉진시키며 흰머리를 검게 한다. 태아의 신경세포의 발육을 촉진시키며 태아의 선천적인 결함을 예방한다.

● **지방을 낮추는 원리**

엽산에는 많은 단불포화지방산이 함유되어 있는데 열량의 발산을 증가시키고 체내의 콜레스테롤을 연소시켜 혈액지질 함량을 낮춘다. 때문에 혈관이 지방화된 고지혈환자는 엽산의 섭취를 통하여 개선하여야 한다.

● **성분 함유 식품**

청대콩, 잠두, 배추두, 화편두, 아스파라거스, 시금치, 브로콜리, 닥풀, 자줏빛양배추, 유채, 캐슈, 밤 등이다.

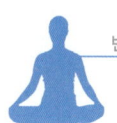

반드시 알아야 할 노인건강 생활

08 식물스테롤

식물스테롤은 흔히 식물성음식 중에 존재하는데 시토스테롤, 대두스테롤 등이 있는데 동물지질 콜레스테롤과 비슷하다. 하지만 아테롬성동맥경화를 방지할 수 있다.

식물스테롤은 광범위하게 과일, 채소, 식물유, 견과와 곡물에 존재하므로 고지혈과 아테롬성동맥경화환자는 이런 음식을 적당히 먹어야 한다.

▶ **결핍증상** 아테롬성동맥경화, 심근경색, 뇌출혈

● **건강상 효능**

콜레스테롤의 흡수를 제어하고 결장암을 예방하며 심장병을 예방하고 아테롬성동맥경화를 예방한다.

● **지방을 낮추는 원리**

식물스테롤은 콜레스테롤이 인체에 흡수되는 것을 제어한다. 일반적으로 음식에 있는 콜레스테롤은 담즙산과 결합하여 소장에서 흡수된다. 만약 식물스테롤을 섭취하였으면 이는 콜레스테롤을 대신하여 담즙산과 결합하며 흡수되지 않은 콜레스테롤은 변으로 체외에 배출된다. 이는 식물스테롤이 콜레스테롤의 구조와 비슷하기 때문에 콜레스테롤을 대신하여 인체에 흡수된다.

● **성분 함유 식품**

녹색야채, 곡물, 과일, 참깨, 땅콩, 콩류, 옥수수기름, 해바라기기름 등이다.

정기적으로 식물스테롤을 섭취하지 않으면 혈액지질을 낮추는 데는 뚜렷한 효과가 나타나지 않을 것이다. 이는 식물스테롤이 2~3주가 지나야 혈중콜레스테롤을 개선하는 작용을 발휘하기 때문이다. 때문에 일단 섭취를 정지하게 되면 혈액 중의 콜레스테롤이 3주 내에 원래의 수준으로 되돌아 온다.

09 보조효소Q10

보조효소Q10은 인체의 열량에 필수적인 원소의 하나이다. 내장기관과 근육은 반드시 열량이 있어야 운행하는데 열량을 책임지고 생산하는 것은 바로 아데노신3인산(ATP)이다. 혈당과 지방산이 ATP를 만들어야 할 때 보조효소Q10은 아주 중요한 작용을 한다. 보조효소Q10은 나이의 증가에 따라 점차 감소되는 특성이 있으므로 중, 노년은 반드시 보조효소Q10을 함유한 음식을 많이 먹어야 한다.

▶**결핍증상** 열량을 만드는 능력을 낮추며 피부가 노화되고 면역력이 내려가며 쉽게 피곤해하고 어깨가 시큰시큰하면서 아프고 추위를 잘 탄다.

● **건강상 효능**

콜레스테롤을 낮추고 심근을 보호하며 심장쇠약을 방지하며 부정맥을 방지하며 간을 보호하고 외주혈관의 저력을 낮추고 피부노화를 지연시킨다.

● **지방을 낮추는 원리**

보조효소Q10은 혈관에서 LDL 콜레스테롤을 휴대하는 것을 제어하여 효과적으로 아테롬성동맥경화 등 질환을 예방한다.

● **성분 함유 식품**

소고기, 돼지고기, 돼지간 등 육류 그리고 잉어, 정어리, 고등어 등 등푸른 생선에는 모두 보조효소Q10이 함유되어 있다.

▶**point** 음식물에서만 보조효소Q10을 흡수하는 것은 인체의 수요를 만족시킬 수 없으므로 관련 보건식품을 복용하여 보충해야 한다. 치료약물을 복용하고 있는 인군은 보조효소Q10을 복용할 때 의사의 자문을 받아야 한다.

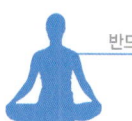

반드시 알아야 할 노인건강 생활

보조효소Q10은 피로를 해소할 뿐만 아니라 피부노화를 개선하는 효능이 있으므로 지속적으로 섭취하면 근육을 복원하는 작용도 할 수 있다. 때문에 고지혈환자는 보조효소Q10이 함유되어 있는 음식을 많이 먹어야 한다.

10 공액리놀레산

공액리놀레산은 불포화지방산으로서 효과적으로 체내지방 함량을 낮춘다. 지방이 체내에서 소화, 흡수되면 지질단백분해효소가 체내에 축적시키며 또다시 호르몬감수성지질분해효소의 분해로 에너지로 전환된다. 호르몬감수성지질분해효소의 활성이 낮아지면 지방은 체내에 축적되는데 공액리놀레산은 호르몬감수성지질분해효소를 활성화시켜 지방이 순조롭게 열량으로 전환되도록 도와준다.

▶ **결핍증상** 지방축적을 초래하며 아테롬성동맥경화를 일으킨다.

● **건강상 효능**

당뇨병을 예방하고 혈당농도를 안정시키며 지방함량을 낮추고 근육조직을 증가시키며 총콜레스테롤 농도를 낮추고 아테롬성동맥경화와 심혈관 질환을 예방하며 다이어트작용을 한다.

● **지방을 낮추는 원리**

공액리놀레산은 혈중콜레스테롤과 중성지방 함량을 감소시켜 혈액순환과 각종 불량증상을 개선한다. 그리고 공액리놀레산은 항산화기능을 가지고 있는데 혈중 산화형 LDL 콜레스테롤대사 생성물의 침적을 방지한다.

● **성분 함유 식품**

해바라기씨, 소고기, 유제품, 양고기 등이다.

▶point 공액리놀레산은 다이어트에 쓰인다. 공액리놀레산은 효과적으로 체내지방을 열량으로 전화시키므로 운동전에 섭취하는 것이 가장 좋다. 하지만 음식에서 섭취하는 공액리놀레산은 미량이므로 가능한 보건식품으로 보충하는 것이 효과적이다. 공액리놀레산은 천연추출물로서 그 구조는 리놀레산과 비슷하다. 하지만 건강상 효능에서는 리놀레산과 완전히 다르다. 리놀레산은 인체에 필수적인 지방산이지만 공액리놀레산은 리놀레산의 같은 분자식의 부동한 구조의 물질이다.

11 ω-3지방산

ω-3지방산은 다원불포화지방산으로서 인체건강에 매우 유익하다. 물고기지방과 아마씨유가 주요내원이다. 일상생활 속에서 사람들은 이런 중요지방산의 섭취량이 부족하기에 혈소판기원성장인자의 제조를 제어하여 동맥반점을 형성한다. 때문에 자주 이런 원소를 섭취하면 심혈관 등 각종 질환을 모두 예방 치료할 수 있다.

▶ **결핍증상** 고콜레스테롤, 고혈압, 관절과 근육통증, 건망증, 정신집중 어려움, 정서파동이 크며 피부 모발, 손(발)톱이 건조하고 상처가 쉽게 아물지 않으며 발육불량, 시력하강, 반응이 늦으며 신경성피부염을 초래한다.

● 건강상 효능

관상동맥질환을 예방하고 골밀도를 증가시키며 근육조직단백질 대사를 촉진시키며 혈액지질수준을 낮추며 정신분열증의 확률을 낮추며 조산아의 시력계통의 발육을 촉진시키며 심혈관질환의 발생확률을 낮추며 소염, 항암작용을 한다.

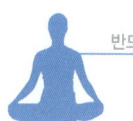

반드시 알아야 할 노인건강 생활

● **지방을 낮추는 원리**

많은 연구가 보여주다시피 ω-3지방산은 중성 혹은 산성콜레스테롤이 대변을 통하여 배출되는 것을 촉진시키며 간의 지질과 지질단백의 합성을 제어하며 혈장콜레스테롤, 트리글리세리드 함량을 낮춘다. 때문에 콜레스테롤이 좀 높은 사람은 ω-3지방산으로 포화지방산을 대체하면 콜레스테롤과 LDL 콜레스테롤의 함량이 점차 내려가게 된다.

● **성분 함유 식품**

해양생물 혹은 바다물고기, 예를 들면 야생 연어, 병어, 웅어, 청어, 고등어와 정어리 등이다.

12 칼륨·칼슘·마그네슘

칼륨은 인체세포 내의 전해질인데 근육, 신경과 체액의 안정과 조화를 제어한다. 칼슘희석용액은 혈액의 희석제와 응고방지제로서 혈액지질을 낮추고 혈압을 낮추며 혈전을 방지하는 작용을 한다. 마그네슘은 체내에서 약 30가지 효소가 작용을 발휘하게끔 도와준다. 근육수축은 칼슘이 근육세포 속에 들어가 근육긴장도를 향상시키기 때문이다. 마그네슘이 이 과정에서 칼슘의 활동을 조절하는 역할을 한다.

▶ **결핍증상** 허리와 다리가 아프고 내분비실조, 갑상선증대, 아테롬성동맥경화, 부정맥, 허약피곤, 저혈당, 혈압상승, 정서가 초조 불안하고 화를 내며 불면 혹은 수면의 질이 떨어진다.

● **건강상 효능**

DNA를 만들며 콜레스테롤을 낮추고 세포의 침투압을 조절한다. 인체의 산과 알칼리 평형 및 근육의 정상적인 기능을 유지하며 수면을 돕고 혈액응고를 촉진시킨다. 체내 철분의 대사를 도우며 정상적인 심장박동을 유지하고 골격과 치아를 강화시킨다.

● 지방을 낮추는 원리

칼륨에 함유하고 있는 풍부한 섬유는 효과적으로 콜레스테롤을 제거한다. 과일에는 풍부한 칼륨이 함유되어 있는데 사람들의 짜게 먹는 입맛을 조절해주어 염분의 과다 섭취로 건강에 영향을 끼치는 것을 방지하고 칼륨과 나트륨의 평형을 유지한다. 칼슘의 희석용액은 혈액의 희석제이고 응고방지제이며 혈액지질을 낮추고 혈전을 방지하는 효과를 가지고 있다. 마그네슘은 칼슘의 역할을 촉진시키고 조절하는 작용을 한다.

● 성분 함유 식품

칼륨 : 바나나, 딸기, 귤, 포도, 유자, 수박 등 과일, 시금치, 산약, 청대콩, 비름, 대파 등 채소.

칼슘 : 우유, 감자, 물고기, 말린 새우살, 참깨, 치즈, 바나나 등.

마그네슘 : 전곡류, 표고버섯, 콩류, 행인, 땅콩, 깐 호두, 녹색야채 등.

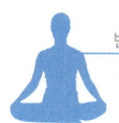

13 아연·동

아연과 동은 모두 인체에 필수적인 중요한 영양소이다. 아연은 인체의 면역기능을 조절하고 동은 혈액과 중추신경에 중요한 작용을 한다. 예를 들면 혈당농도실조와 동의 결핍이 아주 밀접한 관련이 있다. 만약 체내에 동이 결핍하게 되면 포도당으로부터 전환되어 온 소르비톨이 조직 중에 축적되어 신경질환과 기타 합병증의 발생을 가속화시킨다.

▶ **결핍증상** 빈혈, 이질, 저체온, 무기력, 신경계통실조, 피부와 모발색 소감소, 면역력하강

● **건강상 효능**

혈액지질을 안정시키고 새 피부의 성장을 촉진시키고 면역력을 증강시키며 신진대사를 촉진시키고 심장을 보호하며 피를 만들고 암을 방지하고 항암작용을 하며 노화를 방지하고 유행성감기를 예방하고 백발을 방지한다.

● **지방을 낮추는 원리**

아연은 인슐린의 혈당에 대한 작용을 강화하고, 트리글리세리드의 내원을 차단하며 침적된 콜레스테롤을 해소하고 혈관의 유연성과 탄성을 유지한다. 동은 콜레스테롤과 당분의 대사효소에 필요한 주요 구성성분이며 혈중 트리글리세리드와 콜레스테롤의 농도를 낮추어 교원단백의 형성을 촉진시키며 혈관의 탄성을 유지하고 콜레스테롤이 파괴된 혈관벽에 부착되는 것을 막는다.

● **성분 함유 식품**

아연 : 굴, 오곡류, 종자류, 간, 소고기, 게, 유제품, 건과류, 콩류 등이다.

동 : 녹차, 우롱차, 홍차, 인스턴트커피, 새우, 굴, 해파리, 꼴뚜기 등

이다.

힌트 아연제제를 사용하여 아연결핍증을 치료할 때 제제의 량을 반드시 제어하여야 한다. 마음대로 사용량을 늘리면 아연중독이 발생할 수 있다.

14 망간

대량의 망간은 인체에 해롭지만 미량의 망간은 인체에 없어서는 안 된다. 비록 골격을 구성하는 주요성분은 칼슘과 인이지만 기타 광물질도 골격의 형성에 밀접한 관련이 있다. 망간이 바로 그중의 하나라고 할 수 있다. 망간은 골격의 석회화를 돕는다. 동시에 망간은 당류, 지질류, 단백질대사 효소의 구성성분이며 망간이 결핍하면 인슐린의 활성도 떨어진다.

▶ 결핍증상 운동실조, 뇌기능퇴화, 성장과 생식장애, 골격이상, 쉽게 경련이 일어난다.

● 건강상 효능

지질대사를 촉진시키고 자유기에 저항하며 인슐린의 작용과 혈액응고 메커니즘을 촉진시킨다. 골격과 결체조직의 발전을 유지시키고 중추신경의 운행과 청소년 성장발육을 촉진시키며 혈당을 안정시킨다.

● 지방을 낮추는 원리

망간은 당분과 지방대사 효소의 활성에 관련이 있으며 당분과 지질의 정상적인 대사를 유지하게 하며 트리글리세리드와 콜레스테롤이 체내에서의 전화, 운송과 배출에 이롭다. 그리고 암간은 또 일부 항산화효소의 합성과도 관련이 있어 자유기의 형성을 제어하고 지질

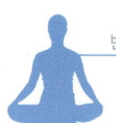

반드시 알아야 할 노인건강 생활

과산화물이 체내에서의 침적을 방지한다.

● 성분 함유 식품

토란, 통밀가루, 비름, 곶감, 견과, 가리비, 현미 등이다.

▶point 대량으로 칼슘 혹은 인을 섭취하면 망간의 섭취를 방해하므로 망간이 부족할 때는 우유 등을 많이 마시지 말아야 한다.

15 크롬

크롬은 인체에 필수적인 미량원소로서 지방과 당류대사와 밀접한 관련이 있다. 만약 음식에서 충족한 크롬을 섭취하지 못하면 인체는 크롬 결핍증상이 나타나 당류와 지방대사에 영향을 주게 된다. 일반적으로 사람의 연령이 많을수록 신체는 크롬에 대한 흡수와 보존능력이 떨어진다. 때문에 중, 노년 고지혈환자는 더욱 자주 크롬원소가 많이 함유되어 있는 음식을 먹어야 한다.

▶ **결핍증상** 혈당이 높아지고 성장이 지연되며 신경염을 초래할 수 있다.

● 건강상 효능

당류대사와 인슐린의 작용 및 지방대사를 촉진시키고 핵산을 안정을 유지시키며 유전자의 표현을 조절한다.

● 지방을 낮추는 원리

크롬은 콜레스테롤의 합성을 제어하고 혈청 총콜레스테롤과 트리글리세리드 함량을 낮추며 HDL 콜레스테롤의 함량을 증가시킨다. 그리고 크롬은 또 인슐린기능을 활성화시키고 혈액 중 포도당이 근육세포에 효과적으로 흡수되는 것을 돕는다. 때문에 인체에 일단 크롬이 결핍되면 인슐린이 활성화 되지 못하여 당류대사가 문란해지며 콜레스테롤 함량이 높아지게 된다.

● 성분 함유 식품

당밀, 소고기, 포도당, 옥수수, 시금치, 당근, 바나나, 백합조개, 효모균, 전곡류 음식 등이다.

▶point 크롬은 금속미량원소에 속하며 섭취량이 많으면 안 된다. 그렇지 않으면 중독이 발생하는데 1일 섭취량은 50~200mg이면 적당하다.

크롬과 당류대사에 필요한 비타민B1을 함께 섭취하면 효과가 더욱 좋다.

16 셀렌

많은 조사연구가 보여주다시피 셀렌 결핍은 케산병 발병의 주요 원인 중의 하나이다. 셀렌이 결핍되면 케신벡병을 일으킬 가능성이 있는데 주요한 증상은 관절의 뼈가 굵어지고 변형되며 활동할 때 통증이 있고 근육위축이 생기며 심각하면 사지가 짧아지거나 노동능력을 상실하며 평생불구가 될 수 있다. 셀렌이 결핍하면 불구율, 사망율이 매우 높아진다. 때문에 제때에 보충하여야 한다.

▶ 결핍증상 남성성기능장애, 활기가 없으며 저항력이 낮아지고 부정맥, 심장기능실조 등이 올 수 있다.

● 건강상 효능

항산화, 콜레스테롤하강, 암을 방지하고 항암작용을 하며 혈관을 확장시키고 혈압을 낮추며 노화를 지연시키고 아테롬성동맥경화를 예방하며 포도당의 운송과 전환을 촉진시키고 혈당을 낮추며 저항력을 강화하고 관절염의 증상을 완화시킨다.

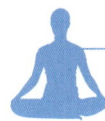

● 지방을 낮추는 원리

셀렌은 파손된 혈관벽에 침적한 콜레스테롤을 제거하여 인체에 양호한 혈액지질환경을 만들어준다. 그리고 셀렌은 항산화능력이 비타민E보다 더 강하기에 효과적으로 혈액 중의 지질산화를 제어하여 침적의 형성을 막아 혈액지질대사를 원활하게 한다.

● 성분 함유 식품

고등어, 정어리 등 어류, 동물내장, 육류, 양파, 마늘, 감, 호박 등이다.

▶point 매일 셀렌의 섭취량 상한계는 400mg이다. 과량 섭취하게 되면 피부건조, 탈모, 위장장애, 구토 등 증상이 생긴다.

17 바나듐

많은 실험이 보여주다시피 바나듐은 지질과 신경전도물질의 대사와 관련이 있으며 골격과 치아의 성장을 촉진시키고 갑상선기능의 정상적인 수준을 유지시키며 인체의 성장, 생육 그리고 콜레스테롤의 하성에 영향을 준다. 일단 바나듐결핍이 생기면 영아사망률 증가, 아동과 청소년발육지연, 성인생육기능하강, 심혈관질환과 신장기능장애가 빈번히 일어나는 문제가 생긴다.

▶결핍증상 발육이 지연되고 생식기능이 저하되며 콜레스테롤이 높아지고 심혈관질환의 발병율이 높아진다.

● 건강상 효능

피로를 해소하고 더위를 해소하며 골격성장을 촉진시키고 지방대사를 촉진시키며 심장병을 예방하고 신경과 근육의 정상적인 운행을 촉진시키며 조혈기능을 강화하고 혈당을 낮춘다.

● 지방을 낮추는 원리

바나듐은 효과적으로 콜레스테롤의 내원을 차단하고 간의 인지질과 콜레스테롤 함량을 낮추며 동시에 간이 콜레스테롤을 합성하는 함량을 감소시켜 간기능을 강화하고 효과적으로 지방간의 발생률을 낮춘다. 그리고 체내 바나듐원소가 충족되면 효과적으로 지질대사를 촉진시키고 콜레스테롤의 합성을 제어하며 혈관에 콜레스테롤이 침적하는 것을 방지한다.

● 성분 함유 식품

육류 예를 들면 닭고기, 오리고기, 물고기 등, 조개류, 곡류, 야채류, 예를 들면 오이, 셀러리 등이다.

▶point 바나듐은 체내에 쉽게 축적되지 않는다. 때문에 장기간 바나듐을 함유한 음식을 먹어도 바나듐중독을 일으키지 않는다. 매일 10mg이상 혹은 매1g의 음식에 바나듐함량이 10~20μg이어야 중독현상이 발생할 수 있다.

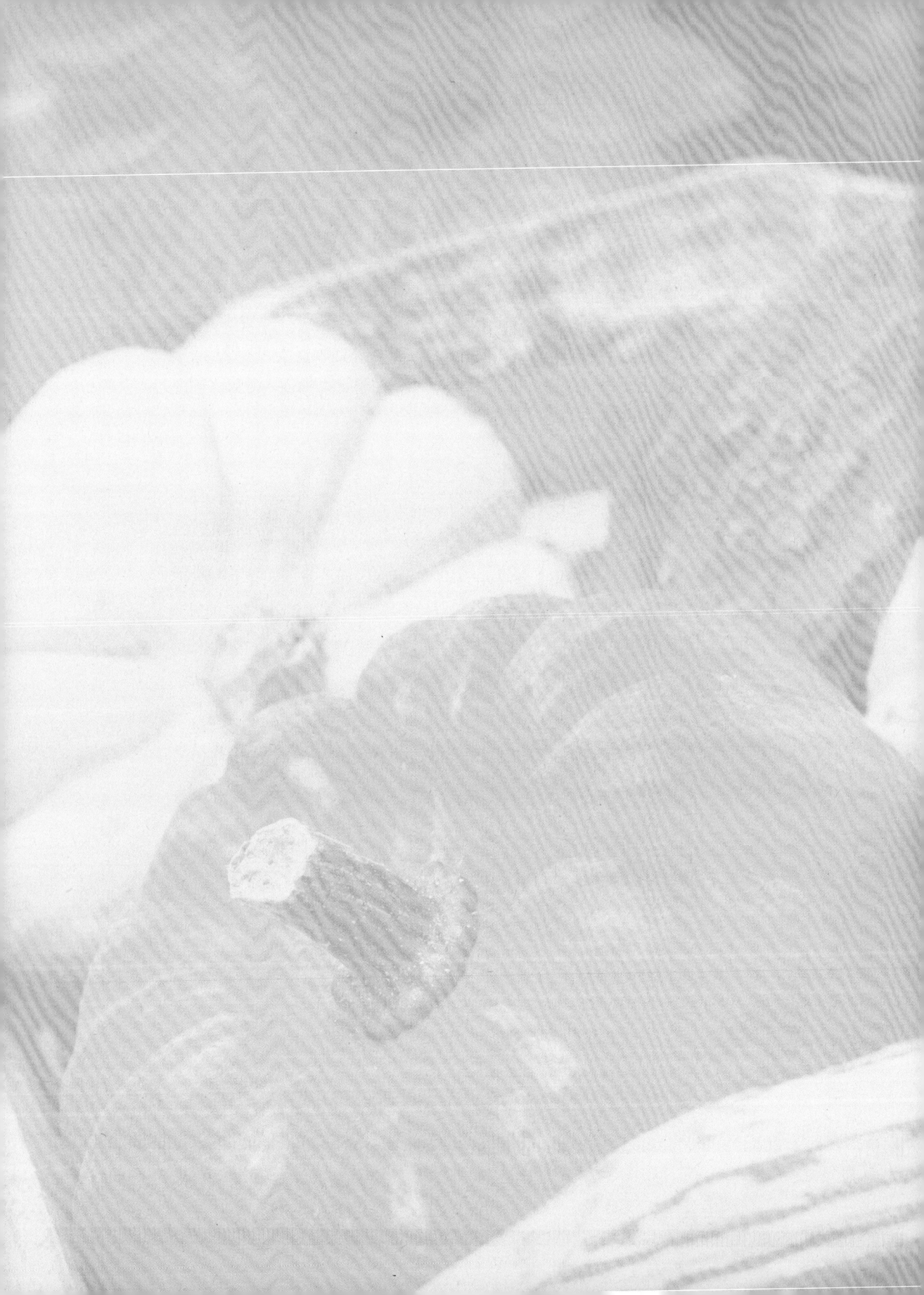

반드시 알아야 할 노인건강 생활

Section

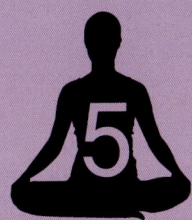

5

고지혈증 환자를 위한
전문가 추천 가정 요리

반드시 알아야 할 노인건강 생활

지방의 과다섭취를 피하는 요령

일반적으로 사람들은 살코기만 먹거나 고기를 먹지 않으면 지방의 섭취를 감소시킨다고 여긴다. 그러나 일부 식재료의 지방은 쉽게 발견되는 것이 아니므로 조리과정에서 주의해야 한다. 합리적이고 자세히 식별해야만 효과적으로 지방의 과다섭취를 막을 수 있다.

▶ 직접 식별이 되는 고지방음식은 절대 먹지 말아야 한다.
▶ 고지혈환자는 가능한 탕의 국물을 적게 섭취해야 한다. 국물을 꼭 섭취해야 한다면 가능한 탕 위에 있는 기름을 걸러낸 다음 마셔야 한다.
▶ 가능한 튀긴 음식을 적게 먹거나 먹지 말아야 한다.
▶ 느끼한 요리는 먹지 말아야 한다. 일반적으로 식당에서 요리를 할 때 넣은 기름이 많으므로 먹을 때 야채를 물에 넣었다가 식용해야 한다.
▶ 요리할 때 가능한 식재료를 잘게 썰지 말아야 한다. 잘게 썰면 음식이 기름을 더 잘 흡수하기 때문이다.
▶ 요리를 먹을 때 간수에 밥을 먹지 말아야 한다. 왜냐하면 간수에 더욱 많은 기름이 들어있기 때문이다.
▶ 요리를 할 때 준수해야 하는 원칙: 찜, 끓이거나 푹 삶거나 샤브샤브, 냉채를 할 수 있으면 부치거나 튀기거나 볶지 말아야 한다.

Section 05

01 태국식 모과 닭발 무침

▶ **재료** 모과 100g, 익은 닭발 300g, 다진 향채, 다진 붉은 고추, 다진 땅콩 적당량, 다진 마늘 약간

● **첨가물** 간장, 식초, 소금 각각 적당량

● **조리법**
1. 모과껍질을 제거하고 씨를 빼고 채를 친다. 닭발은 발톱을 제거하고 뼈를 걸러낸 후 토막토막 자른다.
2. 다진 향채, 다진 붉은 고추, 다진 땅콩, 다진 마늘 그리고 모든 첨가물를 균일하게 섞고 모과와 닭발을 넣고 무치면 된다.

▶ **point** 첨가물에 신선한 레몬즙을 넣으면 맛이 더욱 좋아진다.
모과는 인체가 필요로 하는 효과적으로 영양분을 보충하므로 신체의 질병에 대한 저항능력을 증강한다.
모과는 영양이 풍부하므로 만성위축성위염, 풍습, 타박상, 소화불량, 비만환자는 모두 식용할 수 있다. 하지만 임신부, 알레르기체질인군은 식용하지 말아야 한다.

02 산사죽

▶ **재료** 산사, 좁쌀 각각 50g

● **첨가물** 없음

● **조리법**
1. 좁쌀을 깨끗이 씻고 신선한 산사는 꼭지를 따서 깨끗이 씻은 다음 뜨거운 물에 데친다.
2. 산사를 좁쌀을 넣은 가마에 넣고 함께 죽을 끓인다. 좁쌀이 푹 익

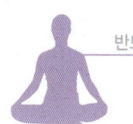

반드시 알아야 할 노인건강 생활

으면 식용할 수 있다.

▶point 신선한 산사가 없으면 산사통조림으로 대체할 수 있는데 식이요법효과도 꽤 괜찮은 편이다.

산사는 육식을 많이 하거나 소화가 잘 되지 않는 사람들에게는 아주 좋은 보건작용이 있다. 그리고 산사죽은 관상동맥을 확장시키고 혈압을 낮추며 콜레스테롤을 낮추고 다이어트작용이 있다.

좁쌀은 노인, 환자, 임신부가 많이 식용해야 하는 자양건강식품이다. 하지만 기가 통하지 않는 사람은 식용하지 말아야 하며 몸이 허하고 차며 소변이 긴 사람도 식용하지 말아야 한다.

03 레몬 오이

▶**재료** 오이 1개, 레몬 2개, 토마토 반 개, 다진 마늘, 다진 생강 각각 적당량

● **첨가물** 소금, 간장 각각 적당량

● **조리법**

1. 레몬을 깨끗이 씻어 절편하고 두세 조각을 짠 후 즙을 작은 접시에 담는다. 레몬껍질은 잘게 썰어서 준비해둔다. 나머지 레몬편은 접시에 놓는다. 토마토를 깨끗이 씻어 편으로 잘라 접시에 담는다.
2. 오이를 깨끗이 씻어 긴 토막으로 자른다. 적당량의 소금에 약 5분간 절인 후 깨끗한 물로 씻고 수분을 제거한 뒤 접시에 담는다.
3. 레몬껍질을 잘게 썰어서 다진 마늘, 다진 생강, 소금, 간장, 레몬즙과 함께 그릇에 담고 균일하게 섞어서 오이 위에 끼얹으면 된다.

▶point 레몬은 심혈관질환을 예방, 치료할 뿐만 아니라 칼슘입자의 혈

액응고를 촉진시키는 작용을 완화시키며 고혈압과 심근경색 등 질환을 예방, 치료한다.
이 요리에 적당히 겨자소스를 넣어도 괜찮으며 오이를 귀리로 바꿔도 괜찮다. 그러나 기본 요리법은 변하지 않는다.

04 우유향 귀리죽

▶ **재료** 우유 250mg, 계란 1개, 귀리 60g

● **첨가물** 설탕 조금

● **조리법**
1. 가마에 적당히 물을 넣고 끓인 후 계란을 깨어 넣는다. 계란이 익을 때 귀리를 넣고 푹 익을 때까지 끓인다.
2. 거기에 우유를 넣어 끓인 후 설탕을 넣으면 된다.

▶ point 귀리에는 섬유질이 많이 함유되어 있는데 신체발육과 골격성장에 도움이 되며 변비가 있는 사람은 위장연동을 촉진시키고 위장을 청결하게 하는 작용을 한다.
귀리는 저당, 고지방, 고에너지 음식이므로 많이 먹으면 위경련이 일어나거나 배가 붓는다.

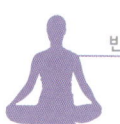

반드시 알아야 할 노인건강 생활

05 우엉 두부피사(豆皮絲) 탕

▶ **재료** 우엉 15g, 두부피 60g

● **첨가물** 소금 적당량

● **조리법**
1. 신선한 우엉을 깨끗이 씻고 껍질을 제거한 다음편으로 썰고 두부피는 물에 불린 뒤 채로 썬다.
2. 가마에 물을 넣고 끓인 후 우엉과 두부피사를 넣고 끓여서 익은 뒤 소금을 넣어 간을 맞추면 된다.

▶ **point** 우엉은 신체를 튼튼히 하고 질병을 예방하고 치료하는 보건채소로서 가히 인삼에 비할 수 있어 "동양삼"이라 불리우고 있다.

06 콩 가지 볶음

▶ **재료** 가지 500g, 익은 콩 50g, 하얀 파, 마늘편 적당량

● **첨가물** 춘장, 간장, 소금, 수전분 각각 적당량, 설탕 약간

● **조리법**
1. 가지를 껍질을 제거하고 깨끗이 씻어 적당한 크기로 썰고 파는 껍질을 벗기고 긴 채로 썬다.
2. 기름가마를 달구어 우선 마늘편을 넣고 향을 낸 다음 가지를 넣고 금황색이 날 때까지 볶는다. 그 뒤 가마 한쪽 옆에 제쳐놓고 춘장을 넣어 볶은 뒤 익은 콩, 간장, 소금, 설탕을 넣고 끓인 뒤 덮개를 덮고 약한 불로 가지가 푹 익을 때까지 끓인다. 두부향이 나면 수전분을 뿌리고 썬 파를 넣으면 된다.

▶point 가지를 볶을 때 센 불과 고온에 튀기지 말아야 한다. 저온에 요리하면 가지가 기름을 흡수하는 양을 줄일 수 있으며 가지의 영양성분을 효과적으로 보존할 수 있다.

가지의 표면은 쉽게 산화가 되기에 농도가 낮은 소금물에 넣었다가 다시 깨끗한 물에 가시면 된다.

07 생버섯 동과찜

▶ **재료** 신선한 버섯 150g, 동과 350g, 작은 새우 10g, 생강과 파 적당량

● **첨가물** 소금, 화학첨가물, 참기름, 후춧가루, 조리용 술, 닭탕, 수전분 각각 적당량

● **조리법**
1. 동과를 껍질을 제거하고 깍두기모양으로 썰고 생버섯은 깨끗이 씻어 절편하고 작은 새우는 물에 불리고 생강은 껍질을 제거하고 편으로 썰고 파는 토막낸다.
2. 생버섯, 동과, 파를 데치고 건져내어 준비해 둔다.
3. 기름가마가 60% 정도 달아올랐을 때 생강편, 작은 새우를 넣고 향을 낸 후 조리용 술, 닭탕을 넣고 동과 생버섯을 넣고 다시 소금, 첨가물를 넣고 맛이 들 때까지 찌다가 수전분을 뿌려 넣고 마지막에 참기름을 넣고 후춧가루를 치고 뒤섞어 접시에 담으면 된다.

▶point 생버섯은 성질이 차고 맛이 달며 함유한 성분은 혈당, 혈압을 낮추고 혈관경화를 방지하는 작용을 하며 당과 지방함량이 적다.

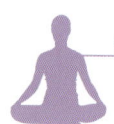

반드시 알아야 할 노인건강 생활

08 다시마삼사(海帶三絲)

- ▶ **재료** 물에 불린 다시마 300g, 당근 100g, 다진 마늘와 채로 썬 파 는 적당량, 향채는 약간
- ● **첨가물** 식초, 소금 적당량, 참기름 약간
- ● **조리법**
  1. 물에 불린 다시마, 당근을 깨끗이 씻어 물기를 제거하고 10cm정도의 길이로 채로 썰고 향채는 깨끗이 씻어서 토막 낸다.
  2. 위의 재료를 접시에 담고 향채, 다진 마늘과 모든 첨가물를 넣고 무치면 된다.
- ▶ point 다시마 15g, 찹쌀 100g을 500g의 돼지살코기와 함께 죽을 끓이고 적당량의 소금으로 간을 맞추어 먹으면 고혈압과 아테롬성동맥경화를 예방, 치료할 수 있다.

09 표고버섯 메밀면

- ▶ **재료** 메밀면 150g, 물에 불린 표고버섯 50g, 생강과 파 적당량
- ● **첨가물** 소금, 간장, 참기름 각각 적당량
- ● **조리법**
  1. 파, 생강을 깨끗이 씻어 파는 다지고 생강은 채로 썰어 공기에 담고 소금, 첨가물, 간장, 샐러드유, 참기름을 넣어 무친다.
  2. 물에 불린 표고버섯을 꼭지를 따고 깨끗이 씻어 편으로 썰고 끓는 물에 몇 분간 데쳐 건져내어 그릇에 담는다.
  3. 가마에 물을 넣고 끓이고 메밀면을 넣어 익힌 다음 건져내 그릇에 담고 첨가물즙을 넣으면 된다.

▶point 표고버섯은 대량의 글루탐산, 여러 가지 비타민과 단백질 등을 함유하고 있어 "비타민보고"라고 불리고 있다.

10 녹두호박수프

▶ **재료** 호박 500g, 녹두 100g

● **첨가물** 소금, 첨가물 각각 조금씩

● **조리법**
1. 호박을 깨끗이 씻어 껍질과 속을 버리고 2cm 정도 되는 크기의 깍두기 모양으로 자르고 준비해 둔다. 녹두는 씻어 뚝배기에 넣고 물을 넣어 끓인 뒤 약한 불에 1시간 정도 끓인다.
2. 가마에 기름을 넣고 가열한 뒤 호박을 넣고 볶다가 녹두를 끓이고 있는 뚝배기에 넣고 소금으로 간을 맞추어 30분간 더 끓이고 마지막에 첨가물를 넣으면 된다.

▶point 호박은 폐를 윤활하게 하며 원기를 돕는다. 그리고 가래를 삭히고 고름을 배출하며 혈액지질을 낮춘다. 벌레를 쫓고 독을 배출하며 기침, 천식, 폐의 통증, 변비 등 증상을 해소한다.

11 해물여주찜

▶ **재료** 여주 400g, 새우살 50g, 게살(혹은 물고기살) 25g, 토마토와 계란 각각 1개

● **첨가물** 전분, 조리용 술 각각 한 술, 파, 생강, 소금 약간씩

● **조리법**
1. 여주를 깨끗이 씻고 토막으로 자르고 속을 제거하고 끓는 물에 1

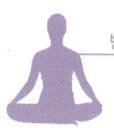

분간 데치고 건져내 식히고 계란은 계란 흰자만 취한다.
2. 새우살, 게살을 다지고 소금, 조리용 술, 파, 생강즙, 계란흰자를 섞어 소를 만들고 속이 빈 여주에 넣고 15분 정도 찌고 꺼내 토마토편으로 둘러싼 접시에 담는다.
3. 여과해낸 즙을 가마에 넣고 익힌 기름을 첨가하고 얇게 전분을 뿌리고 여주에 뿌려주면 된다.

▶point 이 요리는 영양가치가 매우 높다. 여러 가지 식재료는 영양이 풍부하며 더위를 물리치고 갈증을 해소한다. 또한 혈액지질을 조절하고 건조한 것을 습윤하게 만들고 음허를 보하며 원기를 돕고 보혈하는 효능이 있다.

12 8미잡곡죽

▶재료 현미 80g, 귀리, 메밀, 붉은 찹쌀, 수수쌀, 붉은 율무쌀, 쌀보리 각각 20g, 붉은 대추 8개

● 첨가물 설탕 적당량

● 조리법
1. 잡곡을 깨끗이 씻어 8~10배 되는 물에 하룻밤 불린다.
2. 불린 잡곡을 우선 15분간 끓이고 붉은 대추를 첨가한다. 다시 전기밥솥에 넣고 30분 동안 끓이고 밥이 되면 다시 1시간 정도 뜸들이고 죽이 끈적끈적해지면 설탕을 넣어 간을 맞추면 된다.

▶point 귀리에는 풍부한 리놀레산이 함유되어 있어 지방간, 당뇨병, 부종, 변비 등 환자에게 보조치료효과가 있으며 노인에게는 체력을 강화하고 장수하게 한다.

13 구약나물채무침

▶ **재료** 구약나물 150g, 작은 오이 1개, 팽이버섯 50g

● **첨가물** 간장, 참기름, 식초 각각 한 큰술

● **조리법**
1. 구약나물을 채로 썰고 팽이버섯은 깨끗이 씻어 각각 끓는 물에 데치고 건져 물기를 빼고 준비해둔다.
2. 작은 오이를 깨끗이 씻고 채로 썰어 그릇에 담고 식초를 넣고 무친 다음 찬물에 헹궈내고 물기를 뺀 다음 준비해둔다.
3. 모든 재료를 전부 그릇에 넣고 간장, 식초, 참기름을 넣고 무치면 된다.

▶ **point** 식재료는 깨끗이 씻어 데친 후 반드시 물기를 완전히 제거해야 한다. 그렇지 않으면 첨가물가 희석 되어 소스의 맛이 없어진다.

14 생선살 수프

▶ **재료** 대구살 200g, 물에 불린 해삼 1마리, 계란 3개, 말린 조개살 3개

● **첨가물** 소금, 후춧가루, 조리용 술, 참기름, 다진 파와 생강 적당량, 수전분 한 큰술

● **조리법**
1. 해삼은 끓는 물에 살짝 데치고 작게 썰고 대구는 뼈를 제거하고 깨끗이 씻어 토막 낸다.
2. 마른 조개살을 물에 불려 나른하게 하고 다진 파, 생강과 조리용 술로 무쳐 가마에 넣어 쪄서 익히고 가늘게 찢는다.

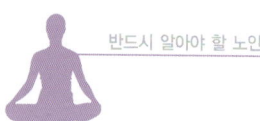
반드시 알아야 할 노인건강 생활

3. 물을 끓이고 해삼, 대구, 조개살, 다진 파와 생강을 넣어 20분간 끓인다. 수전분을 넣어 끈적끈적하게 하고 계란 흰자를 넣고 다진 파, 후춧가루, 소금을 넣고 참기름을 뿌린 후 잘 섞으면 된다.

▶point 마른 조개살은 요리 전에 반드시 따뜻한 물에 불리거나 적은 물에 조리용 술, 생강, 파를 넣고 물과 격리시켜 쪄서 나른하게 하고 다시 요리를 하면 된다.

15 호박죽

- ▶ **재료** 호박 400g, 멥쌀 50g, 파 약간
- ● **첨가물** 후춧가루 약간, 소금, 참기름 적당량
- ● **조리법**
  1. 멥쌀을 깨끗이 씻고 파는 다지고 호박은 깨끗이 씻어 껍질을 제거하고 잘게 썬다.
  2. 뚝배기에 물을 넣고 끓이고 호박과 멥쌀을 넣어 한 시간 끓이고 소금, 참기름, 후춧가루, 다진 파를 넣으면 된다.
- ▶point 호박에 함유되어 있는 비타민A의 양은 심지어 녹색야채보다 많다. 그리고 호박에는 대량의 펙틴이 함유되어 있으며 전분을 함유한 음식과 함께 섭취하면 위의 음식의 흡수율을 조절하여 혈액지질의 함량을 조절한다.

16 옥수수가루죽

▶ **재료** 옥수수가루 50g, 멥쌀 60g, 파, 생강 적당량

● **첨가물** 소금 약간

● **조리법**

1. 멥쌀을 물로 깨끗이 씻고 이물질을 제거한 다음 냄그릇에 넣는다. 옥수수가루는 큰 공기에 넣고 찬물로 묽게 타서 멥쌀을 넣은 그릇에 넣은 후 물을 적당히 넣고 파를 깨끗이 씻어 다지고 생강은 껍질을 제거하고 다져 준비해둔다.
2. 멥쌀과 옥수수가루를 담은 냄그릇을 센 불에 놓고 끓이면서 저어줘서 타는 것을 방지한다. 거의 익었을 때 다진 생강과 파를 넣고 소금으로 간을 맞추면 된다.

▶ point 옥수수가루에는 대량의 섬유소가 함유되어 있어 위장연동을 가속화시키며 또 대장암을 예방한다. 장기간 식용하면 뇌를 튼튼히 하고 혈압을 낮추며 혈액지질을 낮추는 작용을 한다.

17 대구 고구마 양파 탕

▶ **재료** 대구, 고구마 각각 200g, 양파 한 개, 향채, 계란 흰자 각각 약간

● **첨가물** 소금 적당량, 후춧가루, 전분, 곰탕 8컵

● **조리법**

1. 대구의 살코기만 편으로 썰어 접시에 담고 계란 흰자와 전분을 넣어 섞은 다음 양파는 껍질을 벗기고 토막으로 썰고 향채는 깨끗이 씻어 다지고 고구마는 껍질을 제거하고 토막 낸다.
2. 가마에 물을 넣고 끓이고 대구살코기편을 1분간 데치고 건져 내어

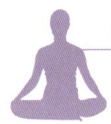

반드시 알아야 할 노인건강 생활

물기를 제거한다.
3. 기름가마를 가열하여 양파를 넣고 뒤섞으면서 볶은 다음 곰탕을 넣고 모든 재료와 첨가물을 넣고 약한 불로 잘 익을 때까지 끓이고 향채를 뿌려 넣으면 된다.

▶point 대구살은 살코기가 많고 가시가 적어서 남녀노소에게 모두 적합한 음식이다. 하지만 요리과정에 신경 쓰지 않으면 맛을 내지 못하게 된다.

18 산사고(山楂糕) 사과

▶ **재료** 산사고 100g, 사과 300g

● **첨가물** 설탕 두 작은술, 식초 한 작은술

● **조리법**
1. 사과를 깨끗이 씻고 껍질과 씨를 제거한 뒤 채로 썰고 물에 담가 준비해 둔다. 산사고도 채로 썬다.
2. 채로 썬 산사고와 사과에 첨가물을 넣고 무쳐서 간이 배면 접시에 담는다.

▶point 산사가 함유하고 있는 영양성분은 혈관을 나른하게 하고 혈액 지질을 낮추며 심근의 기능을 강화, 조절한다. 사과는 진액을 만들고 갈증을 해소하며 폐를 윤활하게 하고 불안을 해소하며 심장을 보양하고 원기를 도우며 장을 윤활하게 하고 위를 튼튼하게 하는 효능이 있다.

Section 05

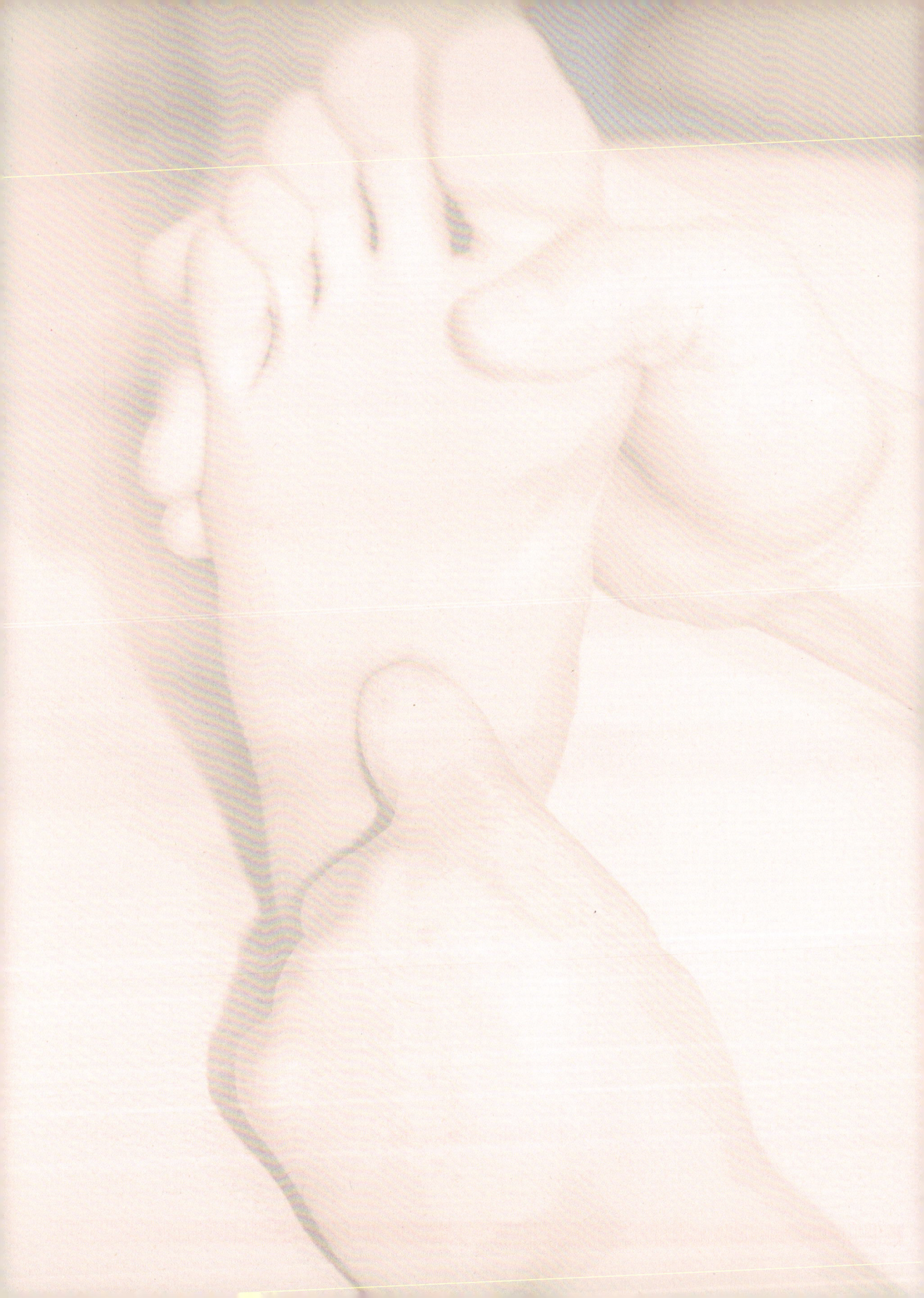

반드시 알아야 할 노인건강 생활

Section

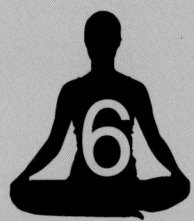

고지혈증 환자를 위한 자가 전신마사지

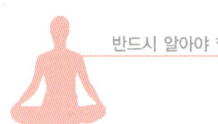
반드시 알아야 할 노인건강 생활

머리부터 발끝까지 마사지 자가치료

마사지는 고지혈 치료에 적극적인 작용을 하지만 시행과정에서 일부 세부사항에 주의를 기울여야 더욱 효과를 볼 수 있다.

- ▶ 마사지 시술자는 손톱을 지첨과 일치하게 깎아야 한다.
- ▶ 마사지 시술자는 양손을 깨끗이 씻고 실행에 방해되는 물품 즉 시계, 반지 등은 사전에 제거해야 한다.
- ▶ 마사지를 할 때는 실내공기흐름이 원활해야 하며 온도가 적당해야 하며 겨울에는 실온을 25도 정도로 유지해야 한다.
- ▶ 마사지 시술자의 태도는 온화해야 하며 열심히 또 인내심 있게 환자에게 증세에 대하여 묻고 또 환자의 협력의사를 받아야 하며 환자에게 긴장과 근육을 풀 것을 당부하여야 한다.
- ▶ 마사지 시술자는 혈위와 기법을 확정하고 전반적으로 고려하여 마음의 준비가 있어야 한다.
- ▶ 환자와 시술자의 위치는 알맞아야 하고 특히 환자의 앉은 자세와 누운 자세가 편해야 하며 시술자의 실행에 불편이 없어야 한다.
- ▶ 환자가 극히 성나고 좋아하고 무서워하고 슬퍼할 때는 바로 마사지를 실행하지 말고 정서가 안정되고 호흡이 고를 때 옷을 벗기고 혁대를 끄른 다음 호흡조절을 10분간 진행해야 한다.
- ▶ 매우 배고프거나 배부르며 숙취가 있을 때는 바로 마사지를 하면 안 된다.

▶ 마사지 시술자의 기법은 경중이 적당해야 하며 수시로 환자의 반응을 관찰해야 한다. 마사지를 시작할 때는 기법이 반드시 가벼워야 하며 점차 힘을 가하여 환자가 받아낼 수 있게 하는 것이 좋다.

01 마사지 자가치료

▶ **특효혈위**

왼쪽 윗그림 : 족삼리, 풍륭
오른쪽 윗그림 : 전중, 중완, 기해, 관원
왼쪽 아래그림 : 고맹, 심유, 격유, 담유, 비유, 방광유
오른쪽 아래그림 : 혈해, 삼음교

▶ **마사지기법**

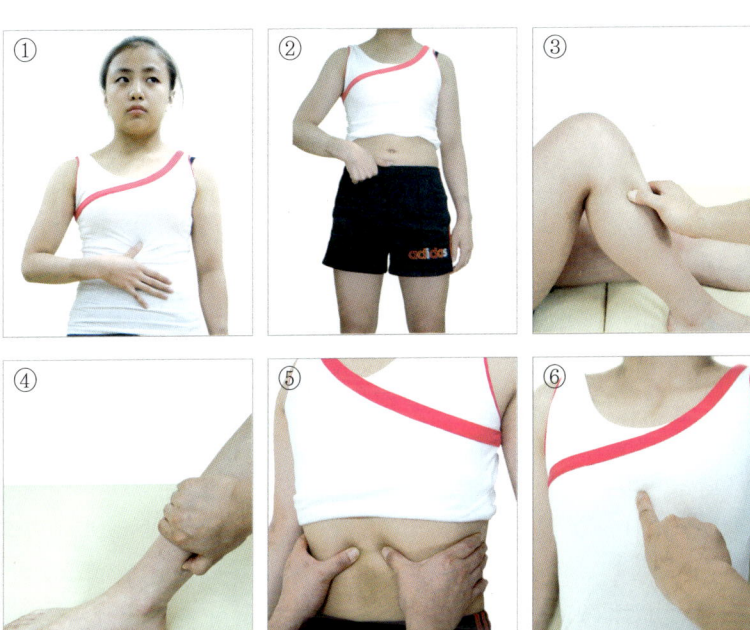

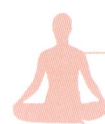

반드시 알아야 할 노인건강 생활

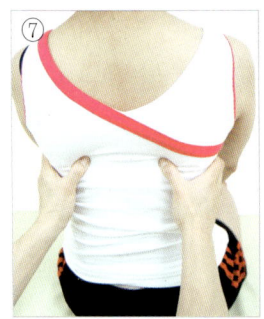
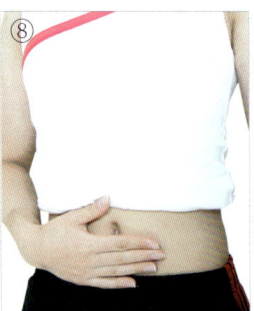

1. 모지 지두로 중완혈을 누른다. 힘은 좀 가볍게 한다(그림1).
2. 손가락 지두로 기해혈을 누르며 문지른다. 회전운동을 한다. 힘은 중간 정도로 하고 반복하여 실시한다(그림2).
3. 양손의 손가락 지두로 족삼리혈을 누르거나 손을 펴서 다리를 잡고 모지로 이 혈을 누른다. 힘은 좀 세게 한다. 매일 2회, 매회 5분(그림3).
4. 모지 지두로 삼음교혈을 힘있게 누른다. 매일 2회, 매회 5분(그림4).
5. 왼손간지로 오른쪽 고맹혈을 약 1분간 문지르며 누른다. 다시 오른손으로 왼쪽 고맹혈을 1분간 문지르며 누른다.
6. 모지로 혈해혈을 약 3분간 누르며 문지른다.
7. 모지 혹은 간지로 풍륭혈을 약 3분간 누르며 문지른다.
8. 왼손 모지로 오른쪽 심유혈을 약 1분간 문지르며 누른다. 다시 오른손으로 왼쪽 심유혈을 1분간 문지르며 누른다.
9. 왼손 모지로 오른쪽 담유혈을 약 1분간 문지르며 누른다. 다시 오른손으로 왼쪽 담유혈을 1분간 문지르며 누른다.
10. 양손의 모지로 비유혈에서 회전하면서 50~100회 누르며 문지른다(그림5).
11. 수배를 비유혈에 대고 방광유까지의 사이를 왕복으로 5~7회 마찰한다.

12. 간지 혹은 마사지기구로 시계방향으로 전중혈을 2~5분간 문지르며 누른다(그림6).
13. 모지로 격유혈을 2분간 누른다(그림7).
14. 시계바늘이 도는 방향으로 관원혈을 1~2분간 누르며 문지른다(그림8).

▶ Point

모든 사람들이 다 마사지에 적합한 것은 아니다. 아래의 증상이 있는 사람들은 마사지시 주의를 기울여야 한다.
- 너무 과로하여 신체가 과하게 피곤한 사람
- 임신부
- 숙취
- 근육이 붓고 피부질환 혹은 정맥류가 있는 사람
- 엄중한 손상, 골절, 등이 아픈 사람

▶ 마사지 주의사항

식후 1시간 전에는 마사지를 하지 말아야 한다.
- 마사지 후 끓인 물을 많이 마셔 체내의 노폐물 배출을 가속화시켜야 한다. 특히 따뜻한 물이 좋다. 관상동맥경화 혹은 신장기능이 약한 사람은 약 150ml를 보충하면 된다.

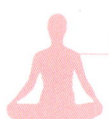

반드시 알아야 할 노인건강 생활

02 마사지 자가치료

▶ **특효혈위**

왼쪽 : 뇌하수체, 폐, 위, 췌장, 십이지장
중간 : 신장, 심장, 간, 대장, 담낭, 소장, 수뇨관, 방광
오른손 : 비장
아래그림 왼쪽 좌 : 소장점, 소상, 비장점, 어제, 태원, 내관
　　　　　　　　우 : 심장점, 폐점, 신장점, 간점, 삼초점
아래그림 오른쪽 좌 : 양지, 합곡, 하체림프계통
　　　　　　　　우 : 관충, 액문, 중저, 상체림프계통

▶ **마사지기법**

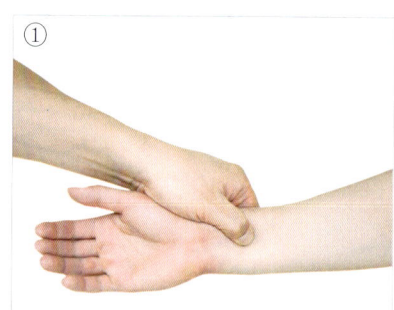
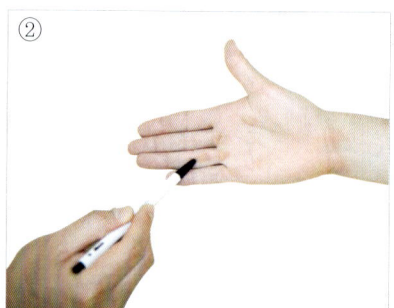
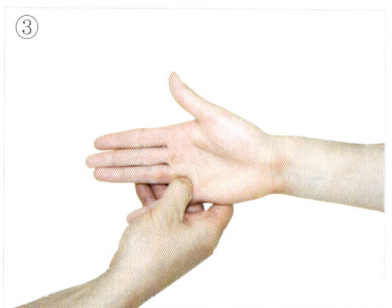
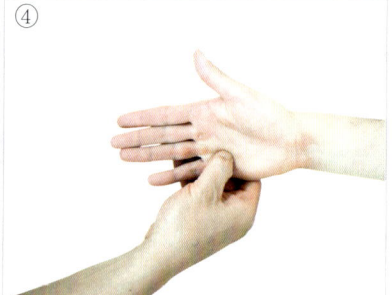

1. 시술자는 손을 깨끗이 씻고 모지지첨으로 누르거나 이쑤시개 뒤쪽으로 손의 합곡, 중저, 액문, 관충, 양지, 내관 등 혈을 누르는데 매개 혈위를 2~3분 누른다. 환자가 국부가 아픈 감이 나게 누르는 것이 좋다(그림1).
2. 마사지봉으로 비장점, 심장점, 신장점, 삼초점, 간점, 소장점 등 혈위를 누르는데 한 개 혈위를 각각 2~3분 누른다. 환자가 국부가 열이 나며 붓는 느낌이 나면 좋다(그림2).
3. 시술자가 선택성 있게 누르거나 강찰법으로 환자의 신장, 수뇨관, 방광, 뇌하수체, 십이지장, 소장, 상, 하체림프계통 등 반사구를 마사지한다. 각 반사구는 1~2분간 마사지한다. 힘은 환자가 받아낼 수 있을 정도로 1분에 30~60회 누르며 민다. 환자가 국부가 뚜렷한 시큰시큰 하며 땡땡한 감이 나면 좋다.
4. 심장, 폐, 비장, 위, 간, 담낭 등 반사구를 각각 2분간 누른다. 힘은 적당히 하는 것이 좋다(그림3, 그림4).
5. 소상, 어제, 태원혈을 각각 1분씩 누른다.
6. 조르는 방법으로 손의 췌장 등 반사구를 1분간 실시한다.
7. 모지와 시지로 각각 합곡혈을 힘을 주었다 놓았다 하면서 약 3분간 환자가 국부가 시큰시큰하며 땡땡할 정도로 하는 것이 좋다.

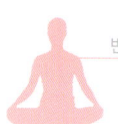

03 발마사지 자가치료

▶ **특효혈위**

왼쪽 윗그림 : 요도(음도 혹은 음경)
오른쪽 윗그림 좌 : 신장, 심장, 간, 대장, 담낭, 소장, 수뇨관, 방광
　　　　　　　　중 : 대뇌, 위, 부신, 신장, 복강신경총
왼쪽 아래그림 : 두부, 뇌하수체, 갑상선, 간, 담낭, 비장
오른쪽 아래그림 : 상체림프선

▶ **마사지기법**

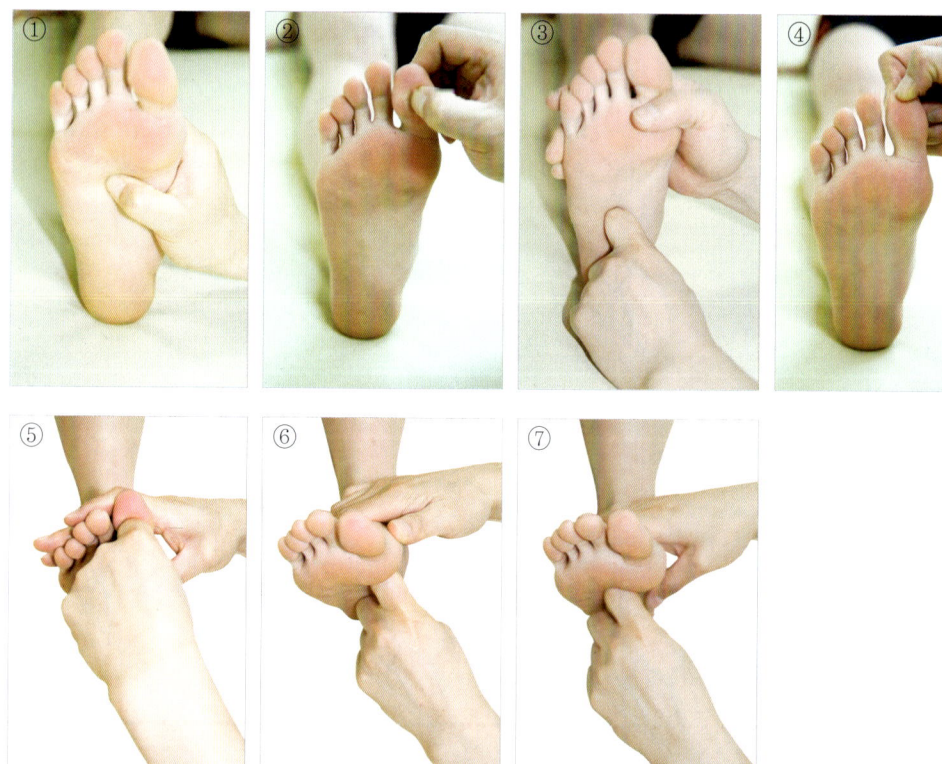

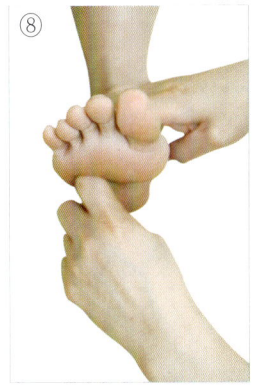 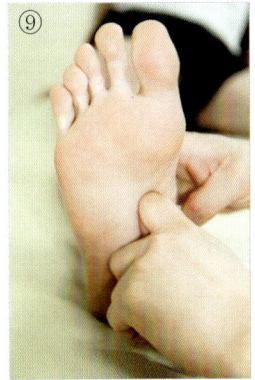 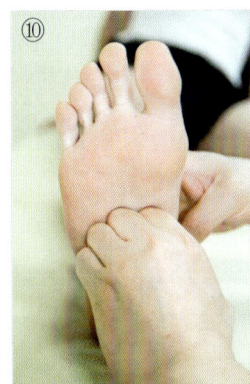

1. 시지를 굽히고 뾰족한 중절부위로 요도반사구를 누르며 민다. 매번 20~30회 밀어준다. 힘은 점차 세게 가하며 환자가 국부가 시큰시큰하며 땡땡할 정도로 하는 것이 좋다.
2. 모지 지두로 신장반사구를 문지르며 밀어준다. 매번 30회 정도 문지르며 밀어준다. 힘은 환자가 받아낼 수 있을 만큼 주며 환자가 국부가 시큰시큰하며 땡땡할 정도로 하는 것이 좋다(그림1).
3. 손가락을 굽혀 뾰족한 중절부위로 대뇌반사구를 약 50회 정도 누르며 문지른다. 점차적으로 힘을 가한다. 환자가 국부가 시큰시큰하며 땡땡할 정도로 하는 것이 좋다. 쑥뜸으로 대뇌반사구를 자극해도 된다(그림2).
4. 방광반사구를 누르며 마찰한다. 매번 2분 실시한다.
5. 굽힌 시지중절로 혹은 굽힌 모지로 발의 소장, 두부 등 반사구를 각각 50회 누르며 문지른다(그림3, 그림4).
6. 굽힌 시지중절로 싱체림프반사구를 각각 50회 누르며 문지른다.
7. 발을 잡고 굽힌 시지중절로 뇌하수체 반사구를 30회 누르며 문지른다(그림5).
8. 굽힌 시지중절로 위반사구를 2분간 누른다(그림6).
9. 부신반사구를 2분간 누른다.

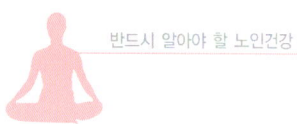

10. 갑상선반사구를 J형태로 각각 5분씩 누르며 마찰한다(그림7).
11. 힘있게 간장반사구를 30~60초 누르며 문지른다(그림8).
12. 시술자가 시계바늘이 도는 방향으로 혹은 반대방향으로 췌장 반사구를 30~60초 누르며 문지른다(그림9).
13. 힘있게 오른발의 담낭반사구를 30~60초 누르며 문지른다.
14. 수뇨관반사구를 1분간 마사지한다. 힘은 점차 세게 주며 환자가 받아낼 만한 정도로 하면 좋다. 피술자가 국부가 시큰시큰하며 땡땡할 정도로 하는 것이 좋다.
15. 시술자가 시계바늘이 도는 방향으로 혹은 반대방향으로 심장반사구를 1분간 누르며 문지른다. 힘은 적당히 주는 것이 좋다. 환자가 받아낼 만한 정도로 매분 20~30회의 속도로 실시한다. 환자가 국부에 약간 통증을 느끼면 된다. 매일 한 번씩 혹은 하루 건너 한번씩 진행하면 좋다.
16. 이쑤시개로 복강신경총반사구를 2분간 누른다(그림10).

Section 06

04 두면부 마사지 자가치료

▶ **특효혈위**
 좌 : 백회, 신정, 태양, 참죽, 인당
 우 : 풍부, 의풍, 풍지

▶ **마사지기법**

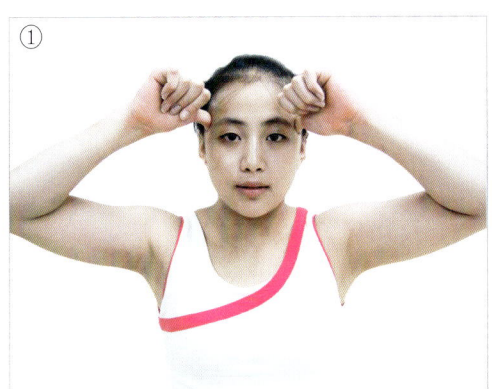 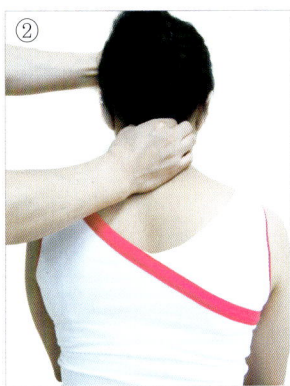

1. 모지 지두로 인당부터 신정혈까지 밀어준다. 양모지로 번갈아 30회 누르며 밀어준다.
2. 양손 모지 지두로 참죽으로부터 양측 태양혈을 경과하여 언저리까지 지속하여 2~4분간 밀어준다.
3. 시지, 간지, 환지, 소지지첨으로 머리를 20~30회 두드린다. 귀 윗부분과 귀 뒷부분 위주로 실시한다. 국부에 약산 동증을 느끼면 된다.
4. 시지지두로 이마 중심으로부터 태양혈까지 밀어주고 태양혈을 5~10회 누르며 문지른다. 다시 귀 뒷부분으로부터 아래로 경부까지 밀어주고 의풍, 풍지혈을 각각 1~2분간 문지른다. 환자가 국부가 시큰시큰하며 땡땡할 정도로 하는 것이 좋다(그림1, 그림2).

5. 다섯손가락으로 정수리, 머리 뒷부분을 잡아준다. 지속적으로 5~10회 진행한다.

05 귀마사지 자가치료

▶ **특효혈위**

간, 비장, 연중, 피질하, 신문, 신장, 췌장 담낭, 소장, 심장, 부신, 내분비

▶ **마사지기법**

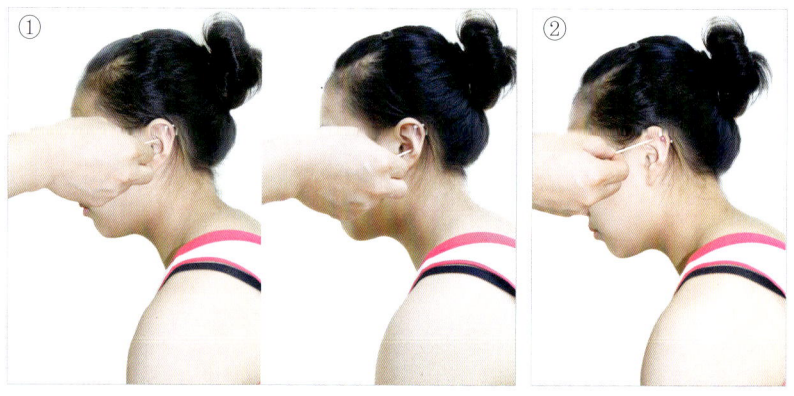

1. 간, 췌장 담낭, 신장, 비장, 내분비, 신문, 소장, 부신, 연중, 피질하 등 혈위와 반사구를 취한다.
2. 매번 상술 혈위와 반사구 중에서 2~4개 혈위를 취하여 왕불유행자 혹은 녹두 혹은 육신환 1알을 0.5x0.5cm의 정방형 테이프에 놓고 혈위와 반사구에 붙이고 시지, 모지로 환자가 시큰시큰하면서 저리며 통증이 있을 때까지 매일 4~6번 문지른다. 매번 한쪽 귀에만 붙인다. 두 귀를 번갈아 붙이는데 매번 이틀씩 붙이며 매주 2번씩 붙이는데 10번이 한 개 치료과정이다. 매번 치료과정 사이의 간격은 5~7일이

다. 누르며 문지를 때 가볍고 부드럽게 실행한다. 피부가 민감하거나 여름이면 적당히 붙이는 시간을 줄여 피부손상을 줄여야 한다 (그림1).
3. 이쑤시개로 신문반사구를 20~30회 누른다(그림2).

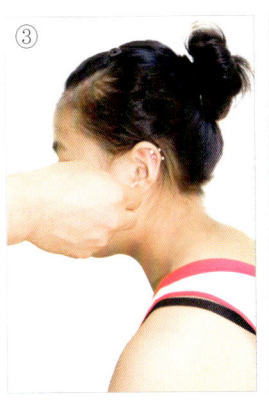 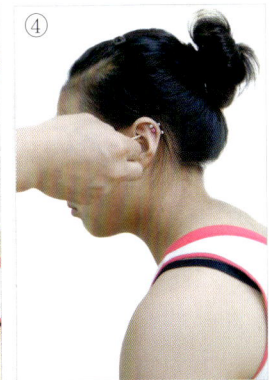 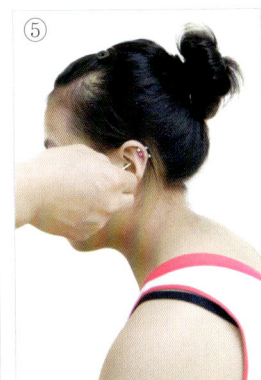

4. 시지지두로 내분비반사구를 30회 누른다(그림3).
5. 마시지봉으로 소장, 췌장반사구를 각각 20~30회 누른다(그림4, 그림5).

▶ 귀마사지요령

귀의 혈위에 테이프를 붙일 때 만약 환자가 테이프에 알레르기가 있으면 붙이는 시간을 적당히 줄이며 부신반사구를 눌러주면 좋다.

참고문헌

설륜성(2007) 스포츠마사지가 무용수 상해예방에 주는 효과 연구. 전북대학교 대학원 석사학위논문.

한선주(2008) 스포츠마사지가 고등학교 레슬링선수의 순발력과 민첩성에 미치는 영향. 경기대학교 스포츠과학대학원 석사학위논문.

고수성(2006) 스포츠 마사지의 효과에 관한 고찰. 울산대학교 산업대학원 석사학위논문.

배도섭(2008) 스포츠 마사지가 지연유발근육통(DOMS)에 대한 통증 및 혈중 지질에 미치는 영향. 한신대학교 스포츠재활과학대학원 석사학위논문.

전진열(2008) 카이로프랙틱과 스포츠마사지가 만성요통 환자의 요통자각도와 통증관련 생활요인에 미치는 효과. 대구가톨릭대학교 일반대학원 석사학위논문.

김민선(2002) 스포츠 마사지가 비만자의 지질대사에 미치는 효과. 용인대학교 교육대학원 석사학위논문.

백승현(2009) 일과성 운동 후 회복기 스포츠마사지가 근기능, 심혈관계기능, 혈중 피로물질 및 전해질 농도에 미치는 영향. 전북대학교 대학원 박사학위논문.

배은혜(2007) 스포츠마사지가 여자 유도선수들의 자율신경변화에 미치는 영향. 용인대학교 대학원. 석사학위논문.

김민형(2003) 운동 후 스포츠마사지가 혈중 젖산 농도 변화에 미치는 영향. 우석대학교 교육대학원. 석사학위논문.

노판수(2002) 스포츠마사지가 장거리 달리기의 경기력과 부상예방 및 피로회복에 미치는 영향. 경희대학교 체육대학원 석사학위논문.

김덕영(2007) 요통환자를 위한 요통체조와 스포츠마사지가 건강에 미치는 영향. 우송대학교 보건복지대학원 석사학위논문.

백승현(2004) 카이로프랙틱과 스포츠마사지 골반 각의 변위에 의한 요통의 감소에 미치는 영향. 전북대학교 교육대학원 석사학위논문.

이영동(2003) 최대운동 후 스포츠마사지가 혈액세포에 미치는 영향. 조선대학교 교육대학원 석사학위논문.

박칠성(2008) 치료적 스포츠마사지가 지연유발근육통의 근손상지표에 미치는 영향. 동신대학교 대학원 석사학위논문.

김영빈(2000) 유형별 스포츠마사지 처치가 심폐기능, 호르몬반응 및 전해질 농도에 미치는 영향. 원광대학교 대학원 석사학위논문.

신종윤(2009) 최대운동 후 스포츠마사지가 혈중 피로물질 대사에 미치는 영향. 우석대학교 교육대학원 석사학위논문.

최경삼(2003) 스포츠마사지 실시 전 후 신체조성에 미치는 영향. 부경대학교 대학원 석사학위논문.

정문효(2001) 최대운동 후 스포츠마사지 처치가 혈액변인과 근통증 자각도에 미치는 영향. 국민대학교 스포츠산업대학원 석사학위논문.

최덕성(2007) 스포츠마사지가 섬유근통증후근 환자의 삶의 질과 통증척도에 미치는 영향. 원광대학교 대학원 석사학위논문.

강현희(2002) 한국 스포츠마사지의 실태 및 발전방향 연구. 고려대학교 대학원 박사학위논문.

송명현(2003) 신체접촉을 통한 스포츠마사지가 자폐아의 적응행동에 미치는 효과. 공주대학교 교육대학원 석사학위논문.

차지현(2006) 고교 볼링선수들의 경기 중 스포츠마사지가 근 피로회복에 미치는 영향. 명지대학교 대학원 석사학위논문.

조영윤(2003) 무용전공자를 위한 스포츠마사지 효과 연구: 서울소재 예술고등학교 중심으로. 경희대학교 대학원 석사학위논문.

김정석(2000) 스포츠센터 참가주부의 스포츠마사지 경험이 여가만족 및 생활만족에 미치는 영향. 용인대학교 대학원 석사학위논문.

이성주(2008) 최대하운동 후 스포츠마사지가 혈중 피로물질 및 대사 물질에 미치는 영향. 강릉대학교 대학원 석사학위논문.

손진수(2002) 스포츠마사지 처치가 견관절 동통 증후군 환자의 견관절 가동성 향상 및 통증 완화에 미치는 영향. 고려대학교 대학원 석사학위논문.

오동우(2004) 스포츠마사지 프로그램이 지연유발근육통의 통증과 근육손상지표에 미치는 영향. 원광대학교 대학원 박사학위논문.

남정우(2001) 마사지 처치가 회복기의 에너지 대사 및 전해질에 미치는 영향. 전남대학교 교육대학원 석사학위논문.

김용서(2009) 고관절 부위와 마사지가 하체 체형 변화에 미치는 영향. 인제대학교 대학원 석사학위논문.

황병관(2010) 마사지와 스트레칭이 볼링선수들의 체력 훈련과 볼링 경기 후 피로회복에 미치는 영향. 대구가톨릭대학교 교육대학원 석사학위논문.

박상욱, 강현희(2004) 여가활동으로서의 스포츠마사지의 가치 연구. 한국스포츠리서치, 15권 5호, 839-846.

백승현, 신명희, 황은아, 강희성, 김형준(2009) 스포츠마사지를 이용한 다리각도와 하지길이의 교정이 요통이 자각 감소에 미치는 영향. 운동학학술지, 11권 2호. 55-53.

이승열, 유경태(2009) 최대부하운동 스포츠 마사지가 하지 근력 회복에 미치는 영향. 운동학학술지, 11권 3호, 41-51.

노판수, 윤우상, 박현(2003) 스포츠마사지가 장거리 달리기의 경기력과 부상예방 및 피로회복에 미치는 효과. 체육학논문집. 31권, 65-74.

백승현, 강희성, 공미애(2007) 운동 후 회복기 스포츠 마사지가 심장 자율신경 활동에 미치는 영향. 운동과학, 16권 3호, 271-280.

진행미, 한선주, 김창호(2000) 스포츠마사지가 고등학교 레슬링선수의 순발력과 민첩성에 미치는 영향. 대학무도학회지, 11권 2호, 287-298.

정동혁(2003) 스포츠의학에 있어서 칠적 스포츠마사지에 대한 탐색. 체력과학연구, 26권 1호, 83-110.

김영빈(2005) 스포츠마사지 프로그램이 통풍의 통증평가척도에 미치는 영향. 체력과학연구. 28권, 29-43.

홍성찬, 박병근, 정동혁(2002) 이상근증후군에 있어서 치료적 스포츠마사지의 효과. 체력과학연구. 25권 1호. 1-18.

백종희, 윤미숙, 박상갑, 권유찬, 채종훈(2001) 최대운동 후 스포츠마사지가 회복기 심폐기능 및 젖산농도에 미치는 영향. 한국체육학회지, 40권 3호, 825-834.

신범철, 육조영(1998) Sports Massage의 시술자세와 촉진에 관한 연구. 한국스포츠리서치. 9(1).

육조영 외(1991) 스포츠 마사지와 운동요법. 도서출판 홍경.

육조영(1992) 스포츠 마사지와 치료방법론. 도서출판 홍경.

육조영(1998) 스포츠 마사지론. 도서출판 홍경.

육조영(1998) 운동후 Stretching과 Sports Massage가 피로회복에 미치는 영향. 한국스포츠리서치, 9(2).

참고문헌

육조영(1999) 발관리요법. KSIDI 출판부.

육조영(1999) 수면요법. KSIDI 출판부.

육조영(1999) 피부마사지 요법. KSIDI 출판부.

육조영, 김명기, 이윤근, 임정일, 김석일, 김희선(2000) 스포츠 마사지학. 도서출판 홍경.

Antoni, M.H., Goodkin, K., Goldstein, V., Laperriere, A., Ironson, G., & Fletcher, M.A(1991) Coping responses to HIV-1 sorostatus notification predict short-term affective distress and one year immunologic status in HIV-seronegative and seronegative gay men [Abstract]. *Psychosomatic Medicine. 53*, 227.

Arkko, P.J., Pakarinen, A.J., & Kari-Koskinen, O.(1983) Effects of whole body massage on serum protein, electrolyte and hormone concentrations, enzyme activites, and hematological parameters. *International Journal of Sports Medicine. 4*, 265-267.

Armstronh, R.B., Warren, C.L., & Wyatt, F.(1989) The effects of massage treatment on exercise fatique. *Clinical Sports Medicine. 1*, 189-196.

Balnave, C.D., & Thompson, M.W.(1993) Effects of training on eccentric exercise-induced muscle damage. *Journal of Apple Applied Physiology. 75*, 1545-1551.

Barbach, L.(1983) For Each Other Doublenday Anchor Press.

Barlow, A., Clarke, R., Johnson, B., Seabourne, D., Thomas, & Gal, J.(2004) Effect of massage of the hamstring muscle group on performance of the sit and reach test. *Br. J. Sports Med. 38*, 349-351.

Barlow, Y., & Willouby, J.(1992) Pathophysiology of soft tissue repair. *Britigh Medicine Bullitin. 48*, 698-711.

Batavia, M.(2004) Contraindications for therapeutic massage: do sources agree? *Journal of bodywork and movement therapies. 8*, 48-57.

Berk, L.S., Nieman, D.C., & Youngberg, W.S.(1990) The effect of long endurance running on natural killer cells in marathoners. *Medical and Science in Sports and Exercise. 22*, 207-212.

Blalock, J.E.(1984) The immune system as a sensory organ. *Journal of Immunoligy. 32*,

1067-1070.

Brahmi, Z., Tomas, J.E., Park, M., & Dowdeswell, I.A.G.(1985) The effect of acute exercise on natural killer cell activity of trained sedentary human sebjets. *Journal of Allergy Clinical Immunology. 5,* 321-328.

Cafarelli, E., & Flint, F.(1992) The role of massage in preparation for and recovery from exercise. *Sports Medicine. 14,* 1-9.

Callaghan, M.J.(1993) The role of massge in the management of the athlete : a review. *British Jurnal of Sports Medicine. 27,* 28-33.

Carroll, K.K., Flynn, M.G., Bodary, P.F., Bushman., Choi, D.H., Weiderman, C.A., Brickmanm, T.M., Brickman, L.E., & Brolinson, B.A.(1995) Resistance Training and immune system function of young men. *Medical and Science in Sports and Exercise. 27,* S176.

Clarkon, P.M., & Newham, D.J.(1994) Associations between muscle soreness, damage and fatigue. *Advaned Experimental Medical Biology. 384,* 457-469.

Clarkson, P.M., & Sayers, S.P.(1999) Etiology of exercise-induced muscle damage. Canadian *Journal of Applied Physiology. 23,* 234-248.

Corbin, L.(2005) Safety and efficacy of massage therapy for patients with cancer. *Journal of cancer control. 12(3),* 158-164.

Crenshaw, A.G., Thornell, L.E., & Friden, J.(1994) Intramusclular pressure, torque and swelling in the exercise-induced sore vastus lateralis muscle. *Act Physiology Scandinavian. 152,* 265-277.

Doershuckm, C.M., Allard, M.F., Lee, S., Brumawell, M.L., & Hogg, J.C.(1988) Effect of epinephrine on neutrophil kinetics in rabbit lungs. *Journal of Applied Physiology. 63,* 401-407.

Drew, T., Kreider, R., & Drinkard, B.(1990) Effects of post-event massage therapy on repeated ultra-endurance cycling. *International Journal of Sports Medicine. 11,* 407.

Edward, A.J., Bacon, T.H., Elms, C.A., Verardi, R., Felder, M., & Knight, S.C.(1984)

Changes in the populations of lymphoid cells in human peripheral blood following physcal exercise. *Clinical Experimental Immunology. 58*, 420-427.

Eisenberg, D.M., Kessler, R.C., Foster, C., Norlock, F.E., Calkins, D.R., & Delbanco, T.L.(1993) Unconventional medicine in the United States: Prevalence, coats and patterns of use. *New England Journal of Medicine. 328*, 246-252.

Ernst, E.(1998) Does post-exercise massage treatment reduce delayed onset muscle soreness? A systematic review. *British Journal of Sports Medicine. 32(3)*, 212-4.

Ernst, E.(2004) Manual therapies for pain Control: Chiropractic and massge. *Clin. J. Pain. 20*, 8-12.

Esperson, G.T., Elback, A., Ernst, E., Toft, E., Kaalund, S., Jersild, C., & Grrunner, N(1990) Effect of physical exercise on cytokines and lymphocyte subpopulation inhnman peripherial blood. *Acta Pathology & Immunology Scandinaviam. 98*, 395.

Evans, W., & Cannon, J(1991) Metabolic effects of exercise-induced muscle damage. Exercise and Sports Science Review. 19, 125.

Faulkner, J.A., Brooks, S.V., & Opiteck, J.A(1993) Injury to skeletal muscle fibres during contraction : Conditions of occurrence and prevention. Physiological Therapy. 73. 911-921.

Ferrell-Torry, A.T., & Glick, O.J(1993) The use of therapeutic massage as a nursing intervention to modify anxiety and the perception of cancer pain. Cancer Nursing. 16, 93-101.

Ferry, A., Picard, F., Duvallet, A., Weill, B., & Rieu, M(1990) Changes in blood leukocyte populations induced by acute maximal and chronic submaximal exercise. *European Journal of Applied physiology. 59*, 435-442.

Field, T., Grizzle, N., Scafidi, F., & Schanberg, S(1994) Massge and relaxation therapies' effects on depressed mothers. Manscript under reivew.

Field, T., Hernandez-Reif, M., Diego, M., Feijo, L., Vera, Y., & Gil, K(2004) Massage therapy by parents improves early growth and development. *Infant behavior & development. 27*, 435-442.

Field, T., Morrow, C., Valdeon, C., Larson, S., Kuhn, C., & Schanberg, S.(1992) Massage reduces anxiety in child and aldolesscent psychiatric patients. *Journal of American Academic Child and Adolescent Psychiatry. 31*, 125-131.

Fitts, R.H.(1994) Cellulae Mechanisms of muscle fatique. *Physiololgical Review. 74*, 49-94.

Flankiln, G.A.(1993) The role of massage in preparation for and recovery from exercise. *Sports Medicine, 14*(1).

Fraser, J., & Kerr, J.R.(1993) Psychophysiological effects of back massage on elderly insstitutionalized patients. *Journal of Advance Nursing. 18*, 238-245.

Fulmer, J.E.(1994) The effect of pre-performance massage on frequency in sprinters. *Atheletic Training. 26*.

Galloway, S.D.R., & Watt, J.M.(2004) Massage provision by physiotherapists at major athletics events between 1987 and 1998. *Br. Sports Med. 38*, 235-237.

Goats, G.C.(1994) Massage : the scientific basis of an ancient art, Part 1, Vhe techniques. *British Journal of Sports Medicine. 28*, 149-152.

Gupta, S., Goswami, A., Sadhukhan, A.K., & Mathur, D.N.(1996) Comparative study of lactate removal in short term massage of extremities, active recovery and a passive recovery period after supramaximal exercise sessions. *International Journal of Sports Medicine. 17*(2), 106-110.

Hart, J.M., Swanik, C.B., Tierney, R.T.(2005) Effects of sport massage on limb girth and discomfort associated with eccentric exercise. *Journal of athletic training. 40*(3), 181-185.

Hinds, T., Mcewan, I., Perkers, J., Dawson, E., Ball, D., & George, K.(2004) Effects of massage on limb and skin blood flow after quadriceps exercise. *American college of sports medicine*.

Hoffman-Goetz, L., & Pederson, B.K.(1994) Exercise and the immune system: a model of the stress response? *Immunology Today. 15*, 382-387.

Howatson, G., Garze, D., & Someren, K.A.(2005) The efficacy of ice massage in the treatment of exercise-induced muscle damage. *Scand J. Med. Sci. Sports. 15*, 416-

422.

Howell, J.N., Chleboun, G., & Conatser, R.(1993) Muscle stiffness, Strength loss, swelling and soreness following exercise-induced injury in humans. *Journal of Physiology. 464*, 183-196.

Hunt, M.E.(1990) Physiotherapy in sports medicine. In : Torg, J.S., Welsh, P.R. & Shephard, R.G.(Eds.). *Current Therapy in Sports Medicine. 2*, 48-50.

Hunter, A.M., Watt, J.M., Watt, V., & Galloway, S.D.R.(2006) Effect of lower limb massage on electromyography and force production of the knee extensors. *Br. J. Sports Med. 40*, 114-118.

Ironson, G., & Field, T.(1996) Massage therapy is associated with enhancement of the immune system's cytotoxic capacity. *International Journal of Neuroscience. 84*, 205-217.

Ironson, G., Field, T., Scafidi, F., Hashimoto, M., Kumar, A., Price, A., Goncalves, A., Burman, I., Tetenman, C., Patarca, R., & Fletcher, M.A.(2000) Massage therapy is associated with enhancement of the immune system's cytotoxic capacity. *International Journal of Neuroscience. 84*, 205.

Ironson, G., Friedman, A., Klimas, N., Antoni, M., Fletcher, M.A., Laperriere, Simonneau, J., & Schniederman, N.(1994) Distress, denial and low adherence to behavioral interventions predict faster disease progression in gay men infected with immunodeficiency virus. *International Journal of Behavior Medicine. 1*(1), 90-105.

Jane, A.D., Richard, R.M., & Sarah, E.C.(1990) Effect of massage on serum level of β-endorphin and β-lipotropin in health adults, Physical therapy.

Jerrilyn, A., Cambron, D.C., M.P.H., Ph.D., Dexheimer, J., L.M.T., & Patrica Coe, D.C., C.M.T.(2006) Changes in blood pressure after various forms of therapeutic massage: a preliminary study. *The journal of alternative and complement medicine. 12*(1), 65-70.

Jonhagen, S., Ackermann, P., Eriksson, T., Saartok, T., & Renstrom, P.A.F.H.(2004) Sports massage after eccentric exercise. *Am. J. Sports Med. 32*(6), 1499-1503.

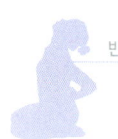

Kaye, A.D., Kaye, A.J., Swinford, J., Baluch, A., Bawcom, B.A., Lambert, T.J., & Hoover, J.M.(2008) The effect of deep-tissue massage therapy on blood pressure and heart rate. The journal of Alternative and complementary medicine. 14(2), 125-128.

Kendall, A., Hoffman-Goetz, L., Houston, M., & MacNeil, B.(1990) Exercise and blood lympocyte subset responses : intensity, duration and subject fitness effects. *Journal of Applied Physiology. 69*(1), 251-260.

Kiecolt-Glaser, J.K., Glaser, R., Strain, E., Stout, J., Messick, G., Sheppaed, S. Ricker, G., Romisher, S.C., Briner, W., Bonnell, G., & Donnerberg, R.(1985) Psychosocial enhancement enhancement of immunocompetence in a geriatric population. *Health Psychology. 4*, 25-41.

Kiecolt-Glaser, J.K., Glaser, R., Strain, E., Stout, J., Tarr, K., Holliday, J., & Specicher, C.E.(1986) Modulation of cellular immunity in medical students. *Journal of Behavior Medicine. 9*, 5-21.

Kuipers, H.(1994) Exercise-induced muscle damage. *International Journal of Sports Medicine. 15*, 132-135.

Langewitz, W., Ruttiman, S., Laifer, G., Maurer, P., & Kiss, A.(1994) The intergration of alternative treatment modalities in hiv ibfection-the patient's perspective. *Journal of Psyhosom Reserch. 38*, 687-693.

Leach, R.E.(1998) Hyperbaric oxygen therapy in sports. *American Journal of Sports Medicine. 26*, 489-490.

Lehn, C., & Prentice, W.E.(1994) Massage In Prentice W.E.(ed). Therapeutic Modalities in Sports Medicine. St. Louis, Mosby-Year Book Inc., 335-363.

Lewis, M., & Johnson, M.I.(2006) The clinical effectiveness of therapeutic massage for musculoskeletal pain: a systematic review. *Journal of Physiotherapy. 92*. 146-158.

Lewis, R.K.(1995) A Physiologic evaluation of the sports massage. *Athletic Training. 26.*

Longworth, J.C.D.(1982) Psychophysiological effects of back massage in normotensive females. *Advances Nurse Science. 4*, 44-61.

Mackinnon, L.T.(1989) Exercise and natural killer cells: what is the relationship? *Sports*

Medicine. 7, 141-149.

Mackinnon, L.T.(1993) Exercise & Immunology. Champaign. IL, Human Kinetics.

Mackinnon, L.T., & Jenkins, D.G. (1993). Decreased salivary immunoglobulins after intense internal exercise before and after training. *Medicine and Science in Sports and Exercise.* 25, 678-683.

McCarthy, D.A., Snyder, A.C., Foster, C., & Wehrenberg, W.B.(1998) The leukocytosis of exercise, a review and model. *Sports Medicine.* 6, 333-363.

McKechnie, G.J.B., Young, W.B., & Behm, D.G.(2007) Acute effects of two massage techniques on ankle joint flexibility and power of the plantar llexors. *Journal of Sports Science and Medicine.* 6, 498-504.

Meek, S.S.(1993) Effects of slow stroke back massage on relaxation in hospice clients. IMAGE: *Journal of Nursing Scholarship.* 25, 17-21.

Moraska, A.(2007) Therapist education lmpacts the massage effect on postrace muscle recovery. University of Colorado at Denver and Health Sciences Center, Denver, Co.

Mori, H., Ohsawa, H., Tanaka, T.H., Taniwaki, E., Leisman, G., & Nishijo, K.(2004) Effect of massage on blood flow and muscle fatigue following isometric lumbar exercise. *Med. Sci. Monit.* 10(5), 173-178.

Nieman, D.C., Henson, D.A., Gusewitch, G., Warren, B.J., Dotson, R.C., Butterworth, D.E., & Nehlsen-Cannarella, S.L.(1993) Physical activity and immune fuction in elderly women. *Medicine and Science in Sports and Exercise.* 25, 823-831.

Nosaka, K., & Clarkson, P.M.(1992) Relationship between post-exercise plasma CK elevation and muscle mass involved in the exercise. 25. 823-831.

Nosaka, K., & Clarkson, P.M.(1992) Relationship between post-exercise plasma CK elevation and muscle mass involved in the exercise. *International Journal of Sports Medicine,* 13(6), 471-475.

Oshida, Y., Yamanouchi, K., Hayamizu, S., & Satto, Y.(1988) Effect of acute physical exercise on lymphocyte subpopulation in trained and untrained subjects.

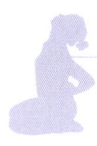

International Journal of Sport Medicine. 9, 137-140.

Pedersen, B.K., Tvede, N., Hansen, F.R., Anderen, V., Bendixen, G., Bendtzen, K., Galbo, Haahr, P.M., Klarlund, K., Sylvest, J., Thomsen, B.S., & Halkjaer-Kristensen, J.(1988) Modulation of natural killer cell cativity in peripheral blood by physical exercise. *Scandinabica Journal of Immunology. 27*, 673.

Pedersen, B.K., Tvede, N., Klarlund, K., Christensen, L.D., Hansen, F.R., Galbo. H., Kharazmi, A., & kalkjaer-Kristensen, J.(1990) Indomethacin in vitro and in abolishes post-exercise supperssion of natural killer cell activity peripheral blood. *International Journal of Sports Medicine. 11*, 127-131.

Prentice, W.E.(1990) Therapeutic ultrasound In: Prentice, W.E.(Eds.). Therapeutic Modalities in Sports Medicine(3rd ed.). 255-287. St. Louis: Mosby-Yearbook.

Rinder, A.N., & Sutherland, C.J.(1995) An investigation of the effects of massage on quadriceps performance after exercise fatigue. *Complement Therapy of Nurses and Midwifery. 1*(4), 99-102.

Robertson, A., Watt, J.M., & Galloway, S.D.R.(2008) Effects of leg massage on recovery from high intensity cycling exercise. *Br. J. Sports Med. 38*, 173-176.

Rodenberg, J.B., Bar, P.R., & De Boer, R.W.(1993) Realation between muscle soreness and biochemical and funcional outcomes of eccentric exercise. *Journal of Applied of Applied Physiology. 74*, 2979-2983.

Rodenburg, R.J., & Shek, P.N.(1995) Amino acid, dieting, glycogen, muscle injury, overtraining, reactive, and species : Heavy exercise, nutrition and immune funtion. Is there a connection. *International Journal of Sports Medicine. 16*, 491-497.

Russell, M.(2006) Massage therapy and restless legs syndrome. *Journal of bodywork and movement therapies. 11*, 146-150.

Sala Horowitz.(2007) Evidence-based indications for therapeutic massage. Alternative & complementary therapies. 30-35.

Schillinger, A., Koenig, D., Heafele, C., Vogt, S., Heinrich, L., Aust, A., Birnesser, H., &

Schmid, A.(2006) Effect of manual lymph drainage on the course of serum levels of muscle enzymes after treadmill exercise. *Am. J. Phys. Med. Rehabil. 85*(6), 516-520.

Sellwood, K.L., Brunkner, P., Williams, D., Nicol, A., & Himman, R.(2007) Ice-water immersion and delayed-onset muscle soreness: a randomised controlled trial. *Br. J. Sports Med. 41*, 392-397.

Sherman, K.J., Cherkin, D.C., Kahn, J., Erro, J., Hrbek, A., Deyo, A.R., & Eisenberg, D.M.(2005) A survey of training and practice patterns of massage therapists in two US states. BMC *Complementary and Alternative Medicine. 5*, 13.

Sherman, K.J., Dixon, M.W., Thompson, D., & Cherkin, D.C.(2006) Development of a taxonomy to describe massage treatments for musculoskeletal pain. *BMC complementary and alternative medicine. 6*, 24.

Sims, S.(1986) Slow stroke back massage for cancer patients. Nursing Times, 82, 47-50.

Smith, L.L.(1991) Acute inflammation : The underlying mechanism in delayed onset muscle soreness? *Medicine Science in Sports and Exercise. 23*, 542-551.

Smith, L.L., Keating, M.N., Holbert, D., Spratt, D.J., McCammon, M.R., Smith, S.S., & Israel.(1994) The effects of athletic massage on delayed onset muscle soreness, creatine kinase and neutrophil count: A preliminart report. *Journal of Orthopedatric in Sports Medicine and Physical Therapy. 19*, 93-99.

Smith, T.A., & Pyne, D.B.(1997) Exercise, training and neutropil function. Exercise Immunology Review. 3, 96-117.

Steves, R., MEd, ATC, PT.(2005) Appraising Clinical Studies: A Commentary on the Zainuddin et al and Hart et al Studies. *Journal of Athletic Training. 40*(3), 186-190.

Tanaka, T.H., Leisman, G., Mori, H., & Nishijo, K.(2002) The effect of massage on localized lumbar muscle fatigue. *BCM complementary and Alternative Medicine. 2*, 9.

Targan, S., Britvan, L., & Dorey, F.(1981) Activation of human NKCC by moderate exercise : increased frequency of NK cells with enhanced capability of effector target lytic interactions. *Clinical of Experimental Immunology. 45*, 352-361.

Tharp, G.D., & Barnes, M.W.(1990) Reduction of salva immunoglobin levels by swim training. *European Journal of Applied Physiology. 60*, 61-64.

Tiidus, P.M.(1997) Manual massage and recovery of muscle funtion following exercise : A lietrature review. *Journal of Orthopedic Sports Science and Physical Therapy. 25*, 107-112.

Tiidus, P.M.(1998) Radical species in inflammation and overtraining. *Canadian Journal of Physiological Pharmacology. 76*, 533-538.

Tiidus, P.M., & Shoemaker, J.K.(1995) Effleurage massage, muscle blood flow and long team post-exercise strength recovery. *International Journal of Sports Medicine. 16*, 478-483.

Viitasalo, J., Nieman, K., & Kaappo, R.(1995) Effleurage, Muscle blood flow and long team post-exercise strength recovery. *International Journal of Sports Medicine. 16*, 478-483.

Viitasalo, J., Nieman, K., & Kaappo, R.(1995) Warm underwater water-jet massage improves recovery from intense physical exercise. *European Journal of Applied Physiology. 71*, 431-438.

Vindigni, D., Parkinson, L., Walker, B., Rivett, D.A., Blunden, S., & Perkins, J.(2005) A community-based sports massage course for Aboriginal health workers. Aust. *Journal Rural Haelth. 13*, 111-115.

Vindigni, D.R., Parkinson, L., Blunden, S., Perkins, J., Rivett, D.A., & Walker, B.K.(2004) Aboriginal health in Aboriginal hands: development, delivery and evaluation of a training programme for Aboriginal health workers to pormote the musculoskeletal health of Indigenous people living in a rural community. *Rural and Remote Health. 4*, 281.

Weinrich, S.P., & Weinrich, M.(1990) The effects of massage on pain in cancer patients. *Applied Nursing Research. 3*, 140-145.

Weltman, D.L.(1999) The effects of massage on athletes' cardiorespiratory system. *Soviet Sports Review. 25*(1).

Wood, S.A., Morgan, D.L., & Proske, U.(1993) Effects of repeated eccentric contractions on structure and mechanical properties of toad sartorius muscle. *American Journal of Physiology. 265*, C792-800.

Zainuddin, Z., Newton, M., Sacco, P., Nosaka, K.(2005) Effect of massage on delayed-onset muscle soreness, swelling, and recovery of muscle function. *Journal of athletic training. 40*(3), 174-180.

Zeitilin, D., Keller, S.E., Shiflett, S.C., Schlerifer, S.J., & Bartlett, J.A.(2000) Immunological effects of massage therapy during academic stress. *Psychosomatic Medicine. 62*, 83-87.

육조영

한국체육대학교 체육학과를 졸업하고 동 대학원에서 석사학위와 박사학위를 취득하였다. 주요 경력으로는 서울복지대학원대학교 교수, 연변대학교 겸직교수, 일본국립고지대학 객원교수, 한국스포츠인재개발원 이사장을 역임하였다. 「운동 후 마사지가 면역세포와 혈액세포에 미치는 영향」 등 150여 편의 논문을 발표하였고 『Body Action Therapy』 등 60여 권의 저서를 집필하였다. 국립 한국체육대학교에서 생활체육대학 학장을 역임한 바 있고 사회체육학과 교수로 재직하고 있다. 한·중·일 교육과정연구회 연구위원, 한국연구재단 선정평가 심사위원, 국정교과서 집필위원, 세계레크리에이션 교육협회 집행위원장으로 활동하고 있다.

전지원

국립한국체육대학에서 체육학 석사학위를 취득하였으며 현재 동 대학원 박사과정을 수료했다. 주요 경력으로는 영국 ITEC에서 해부생리학과 홀리스틱마사지 과정을 이수하였으며 KELA-한국운동지도자협회 부회장, 한국직업평생교육원 부원장, 2011~2014중앙서울마라톤공식 트레이너, 2015, 2016 동아세계마라톤 국제 엘리트선수 마사지트레이너, 미국 AL육상경기연맹 공식 스포츠마사지 트레이너로 활동하였다. 가천대학교 응급구조학과 외래교수를 역임했고 MBC TV 교양오락프로그램, KBS TV 아침뉴스타임, EBS TV리얼체험 땀 등에 출연하였다.